U0031936

好習慣
活出樂齡人生

權威醫師傳授，活到老也能自理生活
不依賴照護的健康習慣！

腦神經外科醫師
菅原道仁 著

王薇婷 譯

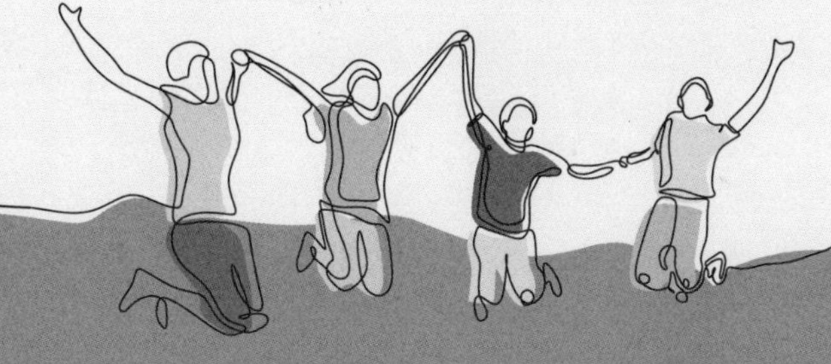

死ぬまで健康でいられる5つの習慣

目次
Contents

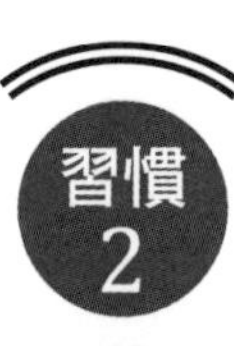

啟動腦中的健康開關

習慣3 注重外表容貌

小毛病，也不能坐視不管

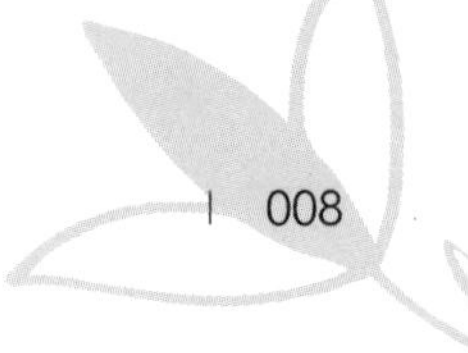

習慣5 預測可能罹患的疾病，事先預防

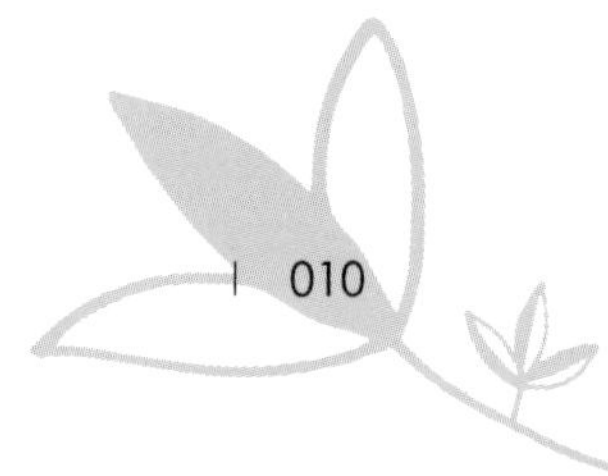

推薦序1

主動改變生活習慣，才能有健康的生活

◎王柏堯
臺北榮總復健醫學部職能治療師

現代人越來越重視健康的生活，但是單純重視其實是不夠的，因為健康是主動追求而來的。那我們該如何追求，該如何達到這些目標呢？這本《5個好習慣活出樂齡人生》確實給我們非常明確的依據。

好的生活習慣很重要

我們都知道健康的生活來自於良好的生活習慣，從作者的理念中，不論是生理還是心靈的健康都是非常重要的。

看到這裡，讀者們或許會擔憂是不是很難達到，其實不然，作者點出許多生活中常見的情境，並且非常專業地剖析，最重要的是提醒我們該如何去處理。舉個例子，作者分享了一個好的鞋墊會影響身體的肌肉，進而預防腰酸背痛的情況，再來像是枕頭如何選擇、吃飯怎麼吃等等，這些細膩的觀察，更能理解作者獨到的生活體驗與專業。

讓醫師教你怎麼養成好習慣

作者是一名腦神經外科醫師，而醫師是健康的守護者，透過他們的專業知識，我們更能好好保養我們的身體。

讀這本書時，感覺就像醫師幫我們仔細的上課一樣，透過作者的角度，分析我們的日常生活習慣，包含坐下時的姿態、睡眠的長度、甚至觀察到棉被的重量影響到休息的品質，讀者像是接受醫師的診斷一樣，作者透過文字，一一點出我們可能的潛在問題，讓我們藉此反思自己的生活型態，進一步的透過作者的建議修正，追求更美好健康的人生。

預防勝於治療

常有人說預防勝過治療，方能長命百歲。這不是老生常談，作者診治過許許多多嚴重的患者，特別強調預防疾病的重要性，若能夠養成良好的生活習慣，有很多疾病是可以被有效預防的。

而這些習慣也不困難，像是戒除吸菸、增加維他命的補充等等，我作為一名復健醫學領域的工作者，治療過許多慢性病患者，我也深感認同唯有改變習慣才能擁有健康。因此，此本《5個好習慣活出樂齡人生》實屬難得的佳作。

作出改變才能長壽又健康，而不必擔心，這本書中對這些觀點都有詳細的介紹，讓我們有標的可以學習，值得所有的讀者一起細細的品讀，並且實踐在自己的生活中，促進健康富足的人生喔！

推薦序2

培養好習慣，活出樂齡人生

臺大醫學院內科名譽教授
◎張天鈞

自從二〇一五年滿65歲屆齡退休後，可以遊玩的時間增多了，因此每星期至少看一部電影。由於我喜歡畫圖，因此畫圖也少不了。最近原水文化要我為即將出版的新書寫推薦序，一看以後，深得我心，自然樂為之寫序。

本書作者是日本腦神經外科專家菅原道仁，書名是《5個好習慣活出樂齡人生》。內容主要是透過一些日常生活習慣的說明，讓讀者在輕鬆閱讀本書時，除了覺得有趣，也能審視並改善自己的生活習慣，讓自己老後也可以健康不臥床！

這5個好習慣就是1．擁有讓人充滿期待的人生目標，隨時留意自己的健康狀態，才能未雨綢繆。2．啟動腦中的健康開關，試著檢視自己的生活習慣，並改掉壞習慣吧！3．注重外表容貌。4．就算是小毛病，也不能坐視不管，以及5．預測可能罹患的疾病事先預防。

不過，就算有這樣的想法，但沒有訂立目標的話，人生就會迷失方向。單純將「健康」設為目標，人生就會變得很無趣。真正重要的是，知道要未雨綢繆的你到底要朝哪個方向前進！

另外，縮短我們健康壽命的主因往往是如：糖尿病、腦中風、心臟病、高血脂、高血糖、肥胖等生活習慣病。為了隨時都能享受人生，除了設定人生目標，也請試著重新檢測飲食、睡眠、走路與坐姿等，潛藏在日常生活中的壞習慣。**改掉這些壞習慣，培養好習慣，活出樂齡人生！**

這是本很精彩的好書，推薦給大家做參考。

作者序

讓你擁有五彩繽紛的「未來健康藍圖」！

我能看見你的「未來健康藍圖」！

若繼續現在的生活方式，外表會變得多麼衰老、會出現哪些健康問題，以及以何種方式結束人生旅程，這些都是可以預測的。

同時，我也知道該怎麼預防。

你有思考過自己的「餘生」（還剩下多少時間可活）嗎？

二〇一三年的調查結果顯示，日本男性的平均壽命為80歲，女性則為86歲。若今年剛好40歲的話，你可能會鬆一口氣想說：「自己還有40（46）年可活」。

不過，0～39歲這段時間，跟過了巔峰期的40～80（86）歲這段時間是截然不同的。人生邁入下半場後，身體機能會逐漸退化。年輕時不良的生活習慣會開始反撲，讓人感到束手無策，也會感嘆一年過得比一年還快。

另一方面，40歲後也因為經濟或精神方面都變得較為寬裕，讓人浮現「快樂人生就此展開」的念頭，因而感到無比興奮！

但若因為生病讓身體無法自由行動的話，該怎麼辦呢？

大多數人應該都是希望自己能健康地活到90幾歲，某天突然在睡夢中安詳離世吧？只不過，現實真能如我們想像嗎？

不知道大家有沒有聽過「**健康壽命**」這個名詞？

所謂的健康壽命指的是**日常生活無須他人協助與看護，凡事都能自理的**

生存期間。

日本人的平均壽命與健康壽命之間的差異，男性為9年，女性更高達13年（請參考左頁圖）。

不分男女，不健康的期間大約都在10年左右，這段期間都必須支付大筆醫療與看護費用。日本雖然是全世界數一數二的長壽大國，但平均壽命與健康壽命之間的差距也名列前茅。明明很長壽，但其實很多老人的身體狀況都不太好。

雖然聽起來很像是我在危言聳聽，但這就是日本的真實狀況。

不過，這世界上也是有活到90幾歲，卻沒生過大病，雙腳跟腰也沒什麼問題，總是精神抖擻，看起來比實際年齡年輕的人。

這樣的人究竟是怎麼過生活的呢？

這個問我就對了！

「平均壽命」長的日本人，
「健康壽命」卻出乎意料地短。

直到死前都維持健康狀況，
在睡夢中安詳過世是一種理想。
但日本人直到死前，約有 10 年期間都處於不健康的狀態。

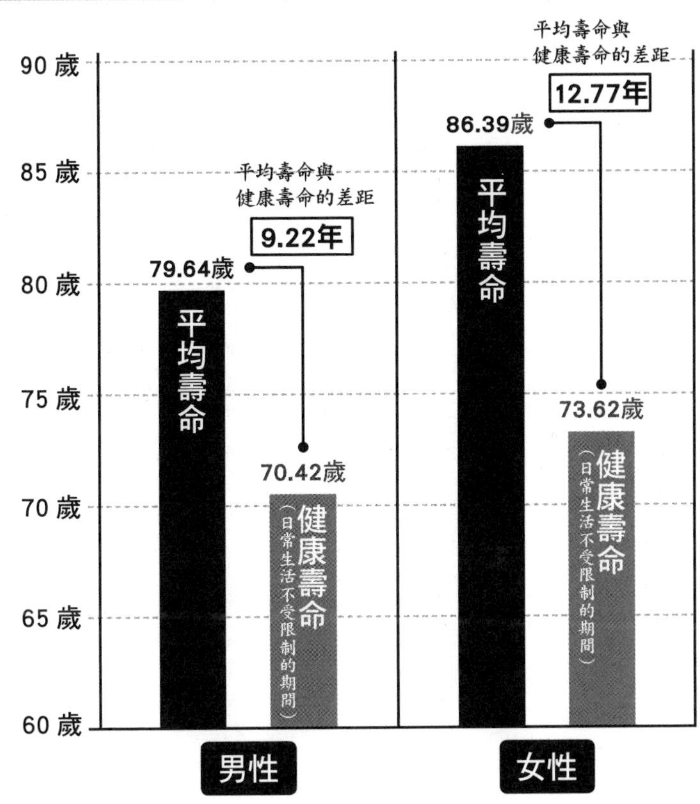

平均壽命與健康壽命的差距
出處：日本厚生勞働省「下期國民健康打造計畫策定專門委員會報告」（2012 年）

健康是將人生的主導權掌握在自己手上的工具

一九九七年春天剛從杏林大學醫學系畢業的我，選擇到國立國際醫療中心（現在的國立國際醫療研究中心）的腦神經外科實習。

二〇〇〇年轉到主攻腦神經外科的急救醫院北原國際醫院擔任常任醫師，也曾有過一天看診超過百位病患的紀錄。

每天都有多位罹患腦梗塞、腦中風、蜘蛛膜下腔出血的患者被送到我們這來。昨天還活蹦亂跳正常吃喝的生命，就這樣消逝在我們眼前。也有很多人雖然保住性命，但伴隨而來的卻是一輩子也甩不掉的嚴重後遺症。

許多病患家屬都表示，其實健檢結果早就提出警訊，說患者可能會罹患高血壓所引起的腦梗塞，但大多數患者卻坐視不管，出事才被送來醫院急救。

長年以來，我處理過的類似案例不計其數。因此，極度盼望大家都能有「等到發病就真的來不及了。所以，一定要趁還沒出事前改變想法，養成健康生活習慣」的想法。

健康是「將人生的主導權掌握在自己手上的工具」。

為了將這樣的想法直接傳達給每位患者，我秉持嚴肅面對每位患者寶貴生命的態度，研發了配合患者生活習慣的看診方式。於二〇一五年六月，正式創辦了菅原腦神經外科診所。

被牽著鼻子走，**不如先確立自己的人生目標，並藉此找出最適合自己的健康養生法才是上上策**。

這是因為每個人對人生的期望都是不一樣的。

在與眾多病患接觸相處的過程中，我發現若想健康地走到人生終點的話，最重要的就是要擁有下述五大習慣。

第一個習慣是**「擁有讓人充滿期待的人生目標」**。沒有目標的話，無論何種習慣都只會半途而廢。有了目標，就能持續保持要改變生活習慣的「幹勁」，也知道要以什麼為優先選項。

第二就是**「啟動腦中的健康開關」**。從意識到「健康」的那一刻開始，身體自然就會變得健康。就從今天開始，一一檢視自己的日常生活習慣。改掉壞的，維持好的。只要有心，就能大大改變今後的人生。

第三是**「注重外表容貌」**。隨時關注流行時尚、維持不要過胖的生活習慣以及體內保養的人，才會長命百歲。

第四是**「就算是小毛病，也不能坐視不管」**。代謝症候群、失眠、全身無力都有可能與重大疾病有關。壓力當然也不能坐視不管。

第五是**「預測可能罹患的疾病，事先預防」**。根據自己的體質、遺傳因素與生活習慣來預測自己可能會罹患的疾病並加以預防。此外，也要預防可能會導致長年臥床的心血管疾病，日常生活更要小心不要骨折。

雖然本書介紹的是「健康走到人生終點的五大習慣」，但也不需要逼自己通通都得做到。

就從「繼續這個壞習慣的話，之後可能會得這種病」的想法開始吧！

除此之外，更要秉持要讓自己擁有五彩繽紛「未來健康藍圖」的想法。

本書將以最淺顯易懂的方式，為了那些被醫生提醒要「進行健康管理」

健康地走到人生終點的五大習慣

只求長命百歲的健康養生法已經落伍了。
如何讓往後的歲月過得更加豐富才是根本。

習慣 1

擁有讓人充滿期待的人生目標

習慣 2

啟動腦中的健康開關

習慣 3

注重外表容貌

習慣 4

就算是小毛病，也不能坐視不管

習慣 5

預測可能罹患的疾病，事先預防

卻不知道該從哪裡開始著手的讀者進行解說。

僅此一次的人生，大家都想健健康康地活到闔上眼那一刻吧？只要下定決心，不管幾歲開始都不算晚！

就從今天開始一步步改善自己的身體狀況吧。

習慣 1

擁有讓人充滿期待的人生目標

隨時留意自己的健康狀態，才能未雨綢繆。不過，就算有這樣的想法，但沒有訂立目標的話，人生就會迷失方向。單純將「健康」設為目標，人生就會變得很無趣。真正重要的是，知道要未雨綢繆的你到底要朝哪個方向前進！為了隨時都能享受人生，第一步就是要設定人生目標。

從今天開始要做什麼呢？

趁身體還健康的時候，就來思考「死亡」課題

人在思考如何度過「餘生」時，才會第一次認真面對「身體健康很重要」這個問題。

好萊塢女星安潔莉娜裘莉就是一個最好的例子。她在二〇一三年切除兩邊乳房並接受乳房重建手術時，曾造成很大的轟動。

因為她的基因檢測結果顯示自己未來罹患乳癌的機率高達87%。為了防範於未然，她毅然做出切除乳房的決定。二〇一五年檢測出罹患卵巢癌的機

率為50%時，她也接受了卵巢與輸卵管的摘除手術。

雖然這是一個較為極端的例子，但重點是她**個人所抱持的「人生目標」**。趁身體還健康時，就去思考「死亡」。想像未來發展，了解人生最終目的地的同時，才會主動去規劃自己的生命設計圖。

換句話說，人生目標＝確定「未來健康藍圖」。

安潔莉娜裘莉一定是為了守護孩子們的成長，並為社會貢獻更多心力，因為這樣的人生目標，才會主動積極地想規劃自己的「生命設計圖」吧。

我們要做的不是一味地想說只要身體健康就好，而是要預測自己可能會罹患的疾病，藉此設定自己的人生目標，並加以預防。

或許有人會覺得我這個腦神經外科醫生一再強調「人生目標」是件很弔詭的事吧？

不過，正因為我在急診室看過許許多多「因行動不便而無法盡情享受人生」的患者，才想提醒大家不要到了為時已晚的時候，才來認真思考「這輩子要怎麼活？」這個問題。

「今天是剩餘人生的第一天。」

這句話出自電影《美國心玫瑰情》主角的口中，這句台詞每天早上都會在我腦中浮現。

我也有人生目標，正因為這個目標，希望自己能健康地過完從今天開始的人生。

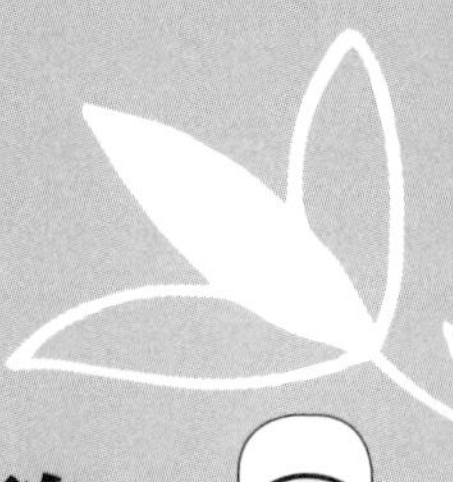

《只想長命百歲的養生法已經落伍了》

確立自己的「人生目標」

為什麼人一生病就會覺得了無生趣呢？

除了身體或經濟方面的問題外，最重要的因素應該就是「沒辦法做想做的事」吧？

我想每個人應該有「趁活著的時候，一定要做這件事」的夢想吧！

比方說：

「想看遍世界最美的景色。」

「想夫妻倆一起吃遍全日本的美食。」
「遇見此生摯愛，並與他共度一生。」
「想看看孫子的臉。」
……等等的夢想。

這世界上有幾十億的人口，目標當然也是五花八門。而且每個人應該都會擁有好幾個目標。人生就是為了實踐這些目標。是的！人活著就是為了享受人生。

因此，這本書想**請你做的第一件事，就是確立自己的「人生目標」**。

順帶一提，我的目標是要創立一間引進最新ＩＴ技術的診所，並且搬到氣候宜人的美西沿岸地區，過著有空就打打高爾夫或寫寫文章的生活。

但只要一生病，不僅要承受肉體與精神上的煎熬，以及治療時的經濟負擔，甚至還會失去「趁活著的時候，一定要做這件事」的夢想。

你的「人生目標」是什麼？為了實現這個目標，首先要避開的是什麼樣的疾病呢？

「想四處旅行」的人，首要預防的就是讓人無法行動的疾病。
「想一輩子都做自己喜歡工作」的人，就得想辦法讓大腦都維持在健康狀態。
只是活得久，根本就不算是擁有充實的人生。
我最喜歡的一句話是第32任美國總統富蘭克林・羅斯福的夫人安娜・愛蓮娜・羅斯福所說的「**幸福不是終點，而是富裕人生的副產品**」。
唯有在實現自己願望的同時，過著讓自己心滿意足的生活，這樣才能稱得上是美麗的幸福人生。
知道自己想擁有怎樣的人生之後，就會明白健康不是被賦予，而是要親手去打造的。

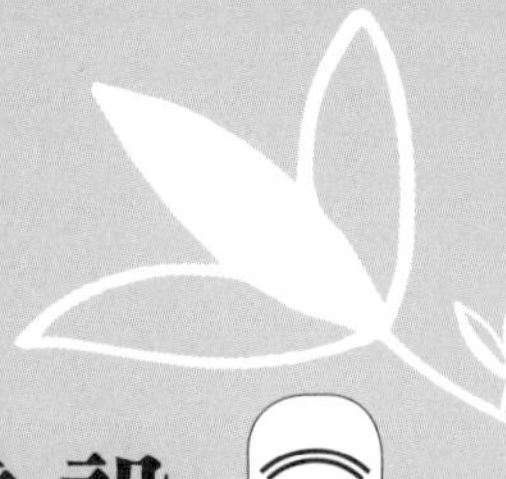

《人生目標的規劃重點》

設定「人生目標」時，重點是要讓人充滿期待

確立了人生目標後，就會開始意識到自己的身體狀況。而這個「人生目標」最重要的就是要讓人對往後的人生充滿期待。

舉例來說，如果你的目標是「想看遍世界遺產！」的話，從今天開始為了避免罹患讓雙腳無法正常行走的疾病，就必須稍微增加行走的距離。

又或者是「想看孫子長大成人」的話，就得預防會讓人無法長壽的疾病

（如家族史裡常見的心臟病或癌症等）。

「想要到老都擁有異性緣」，就要注意飲食習慣，避免暴飲暴食。不想讓臉上出現小細紋或雀斑，就得小心防曬。

你所選擇的人生，就決定了自己該預防的疾病。但是，大可不必將目標設定成「為了身體好」，這樣反而會把自己設定的人生目標當成一種義務。

為了將「人生目標＝未來健康藍圖」轉換為可實踐的事物，接下來，我將針對應注意的重點進行說明。

請一定要牢記下頁提到的4個條件。

①未來健康藍圖要「淺顯易懂」

未來健康藍圖最重要的就是要具體。類似「想變得健康」、「想長命百歲」這類規劃都太過籠統。所謂的具體規劃必須是在達成目標時，我們的感官（視覺、聽覺、嗅覺、觸覺、味覺）之一要有所感。比方說「到世界遺產走走看看，感受一下擁有久遠歷史的遺跡氛圍」或是「泡遍全日本的溫泉，品嚐當地美味」等。有了這樣的計劃，平常有空就會利用機會訓練自己的腳力跟腰力。

②未來健康藍圖是「自己的」嗎？

計劃必須要是「自己」能控制與主導的東西。以「為了牢牢抓住丈夫的心，自己必須常保青春美麗」為例，這裡的主體不是「自己」而是「丈夫」。若以丈夫為主體，達成目標的關鍵就掌握在丈夫手上，妳的辛苦付出到頭來可能是一場空。不過，如果改成「為了享受流行趨勢，必須永保青春美麗」的話，因為是以「自己」為主體就有成功的可能性。因此，訣竅就在於要將「自己」設定為實踐願望的主體。

③未來健康藍圖都是「正面」的嗎？

正面肯定的計劃比較有可能會實現。若訂定的是類似「不想變胖、不想變老」這種負面否定的目標，就必須先想像自己中年發福或衰老的模樣，再加以破除。到頭來「自己到底想幹嘛？」的想法就會變得很模糊，目標也就不容易達成。類似「身材勻稱、永保年輕」這類的，就屬於正面肯定的計劃。

④會不會給其他人造成困擾？

接下來，就來思考一下實踐未來健康藍圖時，會對周遭帶來何種影響呢？

因為本身過著健康有活力的生活，讓自己跟家人、朋友之間保持良好關係，是最好不過的了。但若出現「為了健康，假日幾乎都窩在健身房，讓家人感到孤單」或是「經常拒絕邀約，讓朋友感到失望」這類反而給人添麻煩的印象時，就算不上是優秀的規劃。

符合「淺顯易懂、自己專屬、正面肯定、不造成他人困擾」這4個條件，才是最理想的計劃。

如果你描繪是「看遍世界遺產」這樣的規劃，就已經符合了淺顯易懂、自己專屬與正面肯定這3個條件，剩下的就只需要思考會不會給人添麻煩就好了。

會不會有家人因為你去旅行而感到寂寞？會不會對家中經濟狀況造成負擔？會不會給同事添麻煩……等。

想像達成目標的那一刻，**若感覺到像小學遠足前一天那種既期待又興奮的心情時，就表示這對你來說是很重要的規劃。**

那麼，就請你在下一頁寫上從今天開始「非做不可的一件事」，或是「想變成這樣的自己」的目標。

未來健康藍圖要寫幾項都無所謂。

首先，就將浮現在腦海中的想法，一條一條列下來。

覺得自己「想做的事太多了，這張紙寫不下」的人，可以另外準備紙張謄寫。

寫出剩餘（今後）的人生想做的事
想成為怎樣的人？

最重要的就是書寫時那份既期待又興奮的心情！

《如何達成目標？》

若能猜想到可能會罹患的疾病，就不必大幅改善生活習慣

訂立人生目標後，就會盡量避免可能讓自己小命不保的疾病。

不過，即便重新檢視自己的生活習慣，將健康列為第一優先課題，還是會遇到與遺傳有關的癌症或心血管疾病這類躲也躲不掉的疾病。

所以，能用來調查是否會罹患遺傳性疾病的基因檢測，雖然精準度可能還有待商榷，但若家人或親戚中，有人罹患過癌症或心血管疾病的話，不妨嘗試看看。不過，就算沒接受基因檢測，但只要追蹤一下雙親或親戚的家族

病史，就能猜想到自己會罹患何種疾病。

但是，畢竟人生總是充滿許多無法預測的變數，要正確預測到所有疾病並加以預防是極為困難的。

既然人生充滿變數，預測時要以何種疾病為優先考量呢？簡單來說，就是**預測可能會致死的疾病並加以預防**。

那又應該怎麼辦才好呢？雖然聽起來很像禪修問答，不過關鍵就在了解什麼是會致死的疾病。

應該要預防的疾病包括「癌症」、「心血管疾病」與「骨折」

日本人多半死於何種疾病呢？

根據二〇一四年日本厚生勞働省（等同台灣衛生福利部）的統計，日本一年約有一百二十六萬九千人過世。主要死因前四名如下：

第1名：癌症（一年約有三十七萬人死亡）
第2名：心肌梗塞等心臟疾病（一年約有十九萬六千人死亡）
第3名：肺炎（一年約有十一萬八千人死亡）
第4名：腦梗塞、蜘蛛膜下腔出血等腦部疾病（一年約有十一萬三千人死亡）

這四種疾病占了日本人死因的六成以上。

第1名的癌症，最重要的是要定期接受健康檢查，早期發現早期治療。

第2名心臟疾病跟第4名腦部疾病都屬於心血管疾病。心臟血管阻塞就是所謂的心肌梗塞，大腦血管阻塞就會導致腦梗塞。

第3名的肺炎又是怎麼一回事呢？大多數的肺炎患者，都不是活力十足而是長年臥病在床的老年人。因此，只要不長年臥病在床，就不用擔心罹患肺炎。

那又是什麼原因會導致長年臥病在床呢？位居首位的就是腦血管疾病。因此，只要預防腦血管疾病，就不會罹患肺炎。

順帶一提，**造成長年臥病在床的第2名是骨折。**所以，**千萬別仗著自己年輕，就覺得摔跤沒什麼大不了的。**

不分男女老幼，最常跌倒的地方反而是家中。因此，平常就要多加留意樓梯、浴室這些容易跌倒的地方。

除此之外，無論運動過度或運動不足都會傷到膝蓋跟腰部，這點也要多加留意。

由此可知，日本人應該預防的疾病包括「癌症」、「心血管疾病」與「骨折」，因此只要將重點放在這三項即可。

「預防」前先「預想」

日本於二〇〇八年開始「代謝症候群檢測」，針對團體也展開了「預防醫學」的政策。不過，大家都覺得跟自己無關，實際上有認真在執行所謂的健康預防策略的，每4人中只有1位。

為什麼大家都認為「預防醫學」跟自己無關呢？以乳癌為例，針對團體所施行的預防醫學裡，有一種說法是「罹患乳癌的機率高於男性的女性，都應該切除乳房」。不過，這樣的說法只會讓人感到懷疑。

另一方面，前面提到安潔莉娜裘莉所接受的，則是預防醫學前一個階段的「預想醫學」。

「若是屬於女性中罹患乳癌高危險群的人，為了即早預防就先切除乳房吧！」這種預測個人未來的就屬於「預想醫學」。藉此找出自己專屬的健康養生法。

比方說，就是有些人菸抽得再兇都跟肺癌無緣（請參考第213頁）。

如果自己就是不易罹患肺癌的族群，就不需要費盡千辛萬苦逼自己戒菸（不過，為了身邊的親朋好友還是戒了吧）。

若能像這樣用「預想醫學」來預測自己容易罹患的疾病，或許就不需要遵照醫囑，像是控制糖分、鹽分、天天運動、早睡早起……等，大幅改善自己的生活習慣了。

再說，現代社會裡充滿各種誘惑，這個也不行那個也不行的話，根本就活不下去了。

要準確預測「自己未來的健康狀況」是很困難的，不過**從家族病史、不好的生活習慣來檢測，還是有辦法加以預測的**。

要是能加以預測的話，就不用執著於良好的生活習慣，硬逼自己當個乖寶寶了！

現在就立刻預測自己可能會罹患的疾病，找出最適合自己的健康養生法吧！

習慣 2

啟動腦中的健康開關

請試著檢視飲食、睡眠、走路與坐姿等，日常生活中有害身體健康的項目吧！因為縮短我們健康壽命的主因，就是生活習慣病（糖尿病、腦中風、心臟病、高血脂、高血糖、肥胖等）。重新檢測潛藏在日常生活中的壞習慣，啟動健康開關吧！

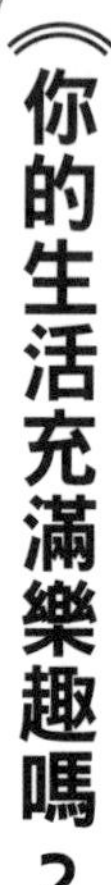

僵化的生活模式是老化的開端

過去都認為「大腦會隨著年齡增長而退化」。

不過，卻有研究發現大人、甚至是老年人的大腦，其實還是會有全新的神經細胞（神經新生）產生。

即使老化仍舊會持續成長，正是人類大腦的驚人之處。

但什麼都不做或每天都重複相同的工作，就不會產生全新的神經細胞，想維持大腦活化，增加全新的神經細胞，不可或缺的就是名為 θ 波的腦波。

人在「對新事物產生興趣，想全神貫注時」就會釋放出 θ 波，活化掌管記憶力的大腦海馬體，於是就會產生全新的神經細胞。

換句話說，**就是要每天挑戰新事物，抱著興奮心情來享受人生，這就是讓大腦返老還童的祕訣。**

只不過，人活得越久就容易把許多事物視為理所當然，因而失去了新鮮感。第一次的體驗隨著年齡增長而減少。生活模式一僵化，大腦功能就跟著退化，記憶力也會隨之降低。

因此，就從今天開始挑戰新事物吧！

比方說，嘗試去聽一些過去沒有接觸過的音樂類型，或是改變一下每天散步的路徑。就算是再不起眼的變化都無所謂。

這世界上還是有很多讓人覺得有趣、新奇、驚奇的事物。

人生就只有這一次而已。就試著打破既有窠臼，到外面闖闖吧！

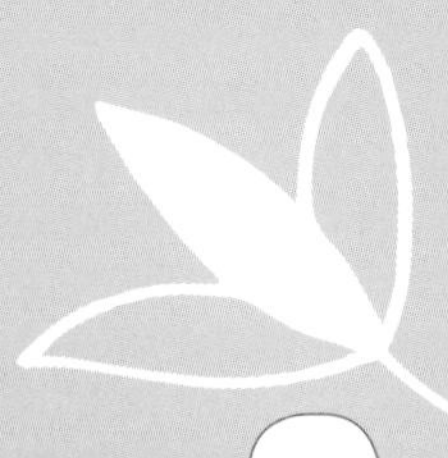

《有沒有持續動腦呢？》

充滿限制的生活可以訓練大腦

真的想不到要挑戰什麼新事物的人，可以為自己的日常生活設下一些限制。

某電視節目最受歡迎的就是「一個月一萬元生活」或「無人島零元生活」等單元。製作單位會設定一些嚴格條件，讓藝人不禁懷疑「咦？這樣真的活得下去嗎？」。不過，他們也會想盡各種方式來渡過這段時間，也讓觀眾看得津津樂道。

「想辦法活下去」就是訓練大腦的最好方式。任何事物都唾手可得的話，大腦就會放棄思考。但若有所限制的話，就能促進前額葉的運作。達到目的後，也會分泌出被稱為腦內麻藥的「多巴胺」，讓人感到興奮與喜悅。只要感到興奮，就會想再挑戰新事物。若能活用這個系統，就能提升腦力。

比方說，可以不要自己開車，而是利用公車轉乘移動到目的地。如此一來，**不但能訓練大腦，還能同時鍛鍊身體**。

接下來，就來介紹幾個我平常也有在做，非常簡單的大腦訓練法。

◎為平常的散步加一些挑戰

平常就有健走習慣的人，只要多一道功夫就能提升腦力。如「30分鐘內能走到哪再走回來？」、「要找到3種當季盛開的花才能回家」等，為平常的健走行程增加一些挑戰。又或者是只要每天稍微改變一下路徑，應該都會有新發現，比方說新開的店家或意想不到的捷徑等。這樣的新發現都能刺激大腦，進一步提升腦力。我也建議回到家之後，可以將今天的新發現寫入自己的地圖裡，再次確認位置所在。

◎規劃有條件的旅行

旅行總是充滿樂趣，也能讓鬱悶的心情煥然一新。因此，應該很多人都將旅行當作自己的興趣吧。所以，只在旅程中加上一點小規則，就能成為很好的大腦訓練法。比方說，以三萬日幣（約新台幣一萬元）為上限來規劃兩天一夜的旅遊行程。如此一來，就必須更細心地去安排食宿與交通方式。就結果來說，也是對前額葉的一種刺激。

◎剩餘食材料理法

料理也是一種簡單的訓練。做菜時動的不只是手，包括視覺、聽覺、觸覺、味覺、嗅覺都會全員出動。雖然這樣就能鍛鍊到大腦，但若想讓效果加倍的話，可以嘗試不買新食材，而是利用冰箱裡的現有食材來烹飪。

在家裡做菜時，可以稍微加上一點限制。就能讓前額葉積極運作，激發出更多創意巧思。

◎交換身分

要特別推薦同居伴侶的訓練法就是交換身分。以夫妻為例，平常丈夫負責的工作就交給妻子，妻子的工作就交給丈夫來負責。如此一來，夫妻倆不但會有新發現，還能設身處地為對方著想。對大腦來說，都是很好的刺激。

《會不會坐太久啦？》

天天坐超過4小時就會短命

澳洲研究指出「一天連續坐著的時間，不要超過4小時」。研究結果也顯示，每天坐著不超過4小時的人，罹患癌症、糖尿病、心血管疾病、高血壓等慢性病的機率遠低於坐超過4小時的人。

這是因為腳部肌肉長期處於靜止不動的狀態，導致血液循環的惡化。

即便是有運動習慣的人，每天坐超過4小時所帶來的壞處，還是遠遠超過了運動所帶來的好處。

坐辦公桌的人，最好每個小時都能站起來，在辦公室裡走一走。在如此便利的現代社會中，只要一個不小心，就會喪失許多活動筋骨的機會。有研究指出我們的活動量只有40年前的40%。

美國的谷歌等公司，最近有越來越多人開始站著工作。在日本，聽說也出現不少為了省時而站著開會的企業，這對促進身體健康也有一定的效果。

站著時所消耗的熱量是坐著時的2倍以上。站著開會也比較不會打瞌睡。

而站著會比坐著時清醒，因此站著時所帶來的活化大腦效果，也是值得期待。

《每天都有在走路嗎？》

速度比距離重要

雖然決定每天要走的目標步數，如每天走一萬步是很好的習慣。不過，其實還有更有效的方法。

二〇一〇年發表的論文中有提到，走路速度快的女性，到了70歲時的健康程度會高於走路速度慢的女性。

這份記錄了一萬三千五百三十五位女性的研究報告，明確指出**步行速度會影響將來的健康狀態**。這結果值得我們深思。

根據開始研究時與9年後的步行速度調查結果，來計算這些女性70歲時的「成功老化（successful aging）達成率」。此數據不僅與癌症、糖尿病等重大疾病有關，也是維護認知、身體機能，讓精神也保持在健康狀態的指標。

達成率越高，表示健康程度越高。若將走路速度不到時速3.2㎞（1分鐘53m）的達成率設為1，就會出現時速3.2～4.8㎞（1分鐘53～80m）的人達成率為1.9倍，時速超過4.8㎞（1分鐘80m）的人達成率是2.68倍的結果。只要隨時提醒自己走快一點，年老時也能保持健康狀態的機率就會大幅提升。

知道這個研究結果後，我也開始提醒自己要快走。一開始可能走沒幾步就上氣不接下氣，但走了幾天等身體適應後，現在也能臉不紅氣不喘地高速行走。

有益身體健康的步行速度，其標準就是要在10秒內走完單邊兩線道（合計四線道／約12～15m）的斑馬線。

有上健身房習慣的人，可以將慢跑機的速度設定成時速5km來跑跑看，就知道到底有多快。

要適應這樣的速度，可能會有點辛苦。不過，為了今後的身體健康，在日常生活中請多留意自己的走路速度。

快走當然也有助於減肥。就算距離相同，但走越快消耗的卡路里越多。坊間有許多能根據步行速度跟距離，來計算消耗卡路里的手機APP。這些都可以多加利用。

另外，某研究結果顯示**一天多走二千步，就能減少心臟病發作的風險**。比方說，如果是以一天一萬步為目標的話，從今天開始就走一萬二千步吧！

在目的地前一站下車，拉長行走距離。去健身房時，不要開車而是選擇走路的話，就能輕鬆增加二千步了。

走路速度越快，身體越健康！

健康與步行速度的關係
「成功老化 (successful aging) 達成率」

將時速不到 3.2 km（1 分鐘 53m）的人之
「成功老化（successful aging）達成率」設為「1」時

步行速度	成功老化 (successful aging) 達成率」
時速 3.2 ～ 4.8 km（1 分鐘 53 ～ 80m）	**1.9** 倍
時速超過 4.8 km（1 分鐘 80m）	**2.68** 倍

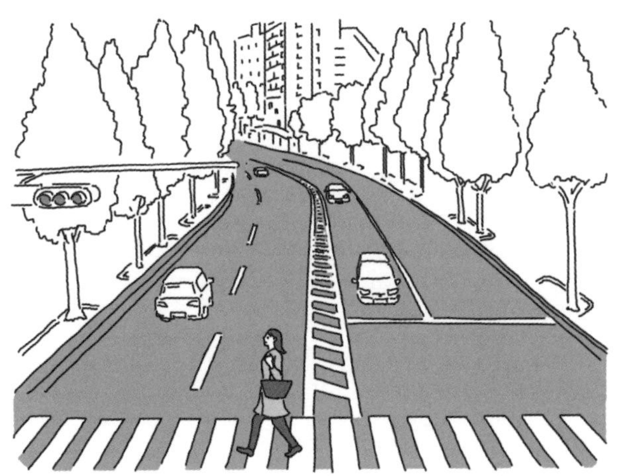

基準為 10 秒內走完四線道的斑馬線。

《是不是穿了不合腳的鞋子？》

用鞋墊解決姿勢不良的問題

看診時，患者最常提到的就是「關節疼痛」的問題。造成長年臥病在床的原因，第一名是「腦部疾病」，第二名則是「骨折」。不過，經常也會看到「關節（膝蓋、腰部、髖關節等）疾病」而導致不良於行的案例。引發關節疾病的原因多半是由於走路姿勢有問題，或是長期穿著不合腳的鞋子。

腳底的構造原本就容易造成左右傾斜。走路姿勢不良，或是穿了不合腳的鞋子，會導致足弓失去平衡，容易感到疲勞或疼痛。坐視不管的話，遲早會傷到腳或腰。

建議關節疼痛的患者，**可使用鞋墊將足弓維持在正確位置**。用鞋墊固定腳底形狀，就能矯正歪斜的骨頭，減緩腰部跟腳底的疼痛，讓走路姿勢變好。更能改善女性常有的拇趾外翻問題。

鞋墊同時也能減緩走路時腳底所承受的強烈衝擊。被稱為「第二心臟」的腳底肌肉能像幫浦一樣將血流往上推，是極為重要的角色。此外，腳底僅佔了人體的3%面積，卻必須承受全身的體重，還得吸收走路時受到的強烈衝擊。因此，腳底絕對需要好好地慰勞一番。

做為治療的一環，我也參與了鞋墊的研發工作。

鞋墊也持續不斷進化。現在已經可以用電腦分析自己的腳型，量身訂做最適合的鞋墊。

我擔任指導顧問研發出的是具有矯正骨骼功能的「FEET in DESIGN

AStype 運動款」（請參考左頁圖）。這是一款適用於一般運動（快走等）鞋的鞋墊，能維持腳底的穩定，減緩日常生活、輕度運動或快走時，腳部或身體所承受的負擔。

穿了這款量身訂做的運動用鞋墊後，雖然練習量不夠，但我還是在膝蓋毫髮無傷的情況下，順利跑完夏威夷火奴魯魯馬拉松。

除此之外，還有可搭配皮鞋的「DStype 西裝款」，以及專為老年人設計的「PStype Plastazote款」。有興趣的讀者，歡迎買來試看看。

（編註）

作者介紹之鞋墊為日本商品，有興趣者可前往官網查詢。

官網網址：https://reurl.cc/EKyMkm。

在台灣，可至醫院詢求復健師、治療師的協助，訂製客製化的鞋墊。

以提高健康程度的量身訂做鞋墊來預防姿勢不良、關節疼痛與疲勞

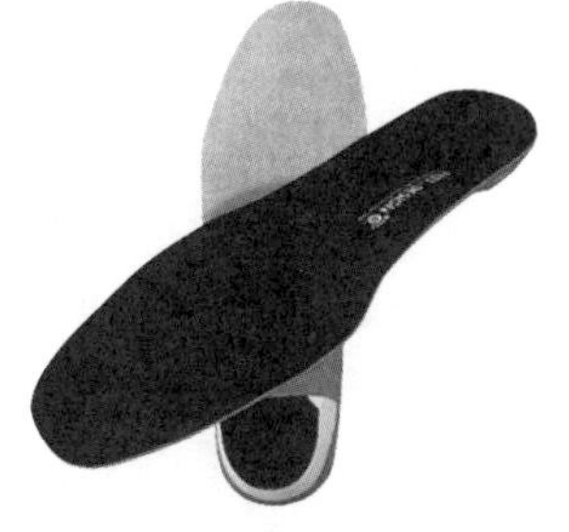

FEET in DESIGN AStype
運動款（未確定價格）

適用於一般運動（快走等）用鞋的鞋墊。能維持腳踝的穩定，並於日常生活、輕度運動、快走或復健時，減緩腳部或身體所受到的負擔。

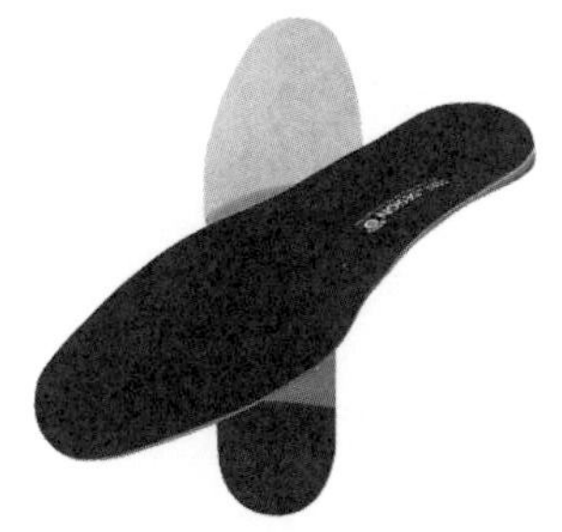

FEET in DESIGN DStype
西裝款（未確定價格）

適用於皮鞋等日常外出鞋。為提高與鞋子的契合度，設計比 AStype 更加輕薄。

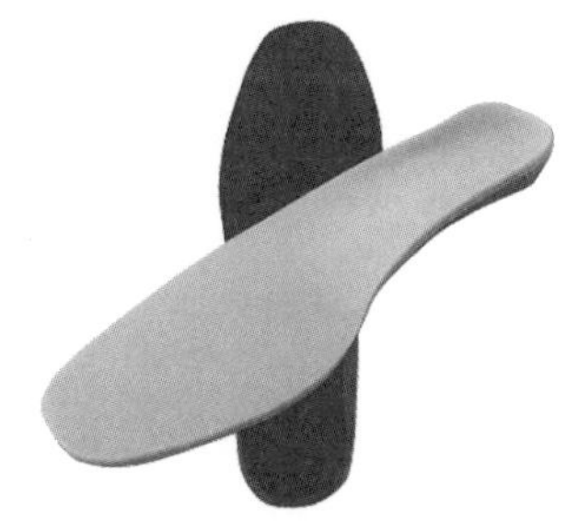

FEET in DESIGN PStype
Plastazote 款（純聚乙烯泡墊）
（未確定價格）

腳部可動區域會隨年齡的增加而窄化，足部脂肪流失也會讓腳底變得敏感。因此，這款鞋墊採用了醫療用高級減壓材質。配合腳部狀態，加以用心呵護。

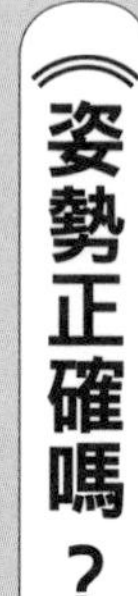

《姿勢正確嗎？》

頭痛、頭暈的原因多半是因為「姿勢不良」

大家應該都有過「頭痛」或「頭暈」的經驗吧？

「整顆頭重重的，很不舒服。」

「頭有種被擠壓的感覺，而且持續了很長一段時間。」

「整個人輕飄飄的，好像快昏倒了。」

很多來看腦神經外科的人，都說自己有以上症狀。不過，經過看診檢查後，腦部幾乎找不出任何異常。

造成這些症狀的原因多半是「肩頸痠痛」。

就算沒有明顯症狀，但很多人幾乎都是「肩頸痠痛的預備軍」了。

為什麼會「肩頸痠痛」呢？原因包括「姿勢不良」跟「運動不足」，尤其是「經常坐在辦公桌前打電腦」的人，容易出現「緊張型頭痛」。「姿勢」不良會導致某處肌肉緊繃，引發所謂的肩頸痠痛。

以下三種是我們平常要注意的姿勢。

- 走路姿勢。
- 坐姿。
- 睡姿。

要讓「走路姿勢」跟「坐姿」變好的關鍵是：

- 抬高下巴。
- 肩胛骨往中間靠攏。
- 將骨盆立起。

話雖如此，但仍舊無法維持良好姿勢的話，可以考慮使用下列道具。

想改善站姿的話，可以使用第63頁所介紹的鞋墊。

與坐姿息息相關的則是椅子。使用可自然矯正坐姿的椅子或是像平衡球一樣坐起來會左搖右晃的椅子，就能讓姿勢變好。我推薦給患者的則是放在椅子上就可以的姿勢矯正器材「Ayur medical seat」或是「平衡球椅」。

Ayur medical seat

只要放在椅子上即可使用的姿勢矯正器材。

詳情請洽：Train 股份有限公司
http://www.ayur-chair.com/
http://www.train.co.jp/chinese2
（或者也可上 Amazon 購買）

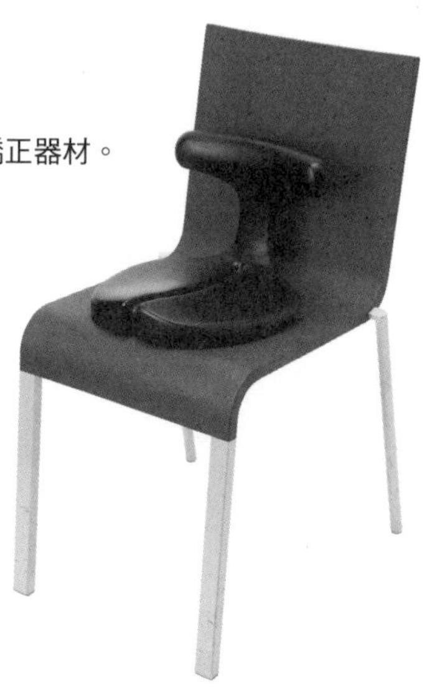

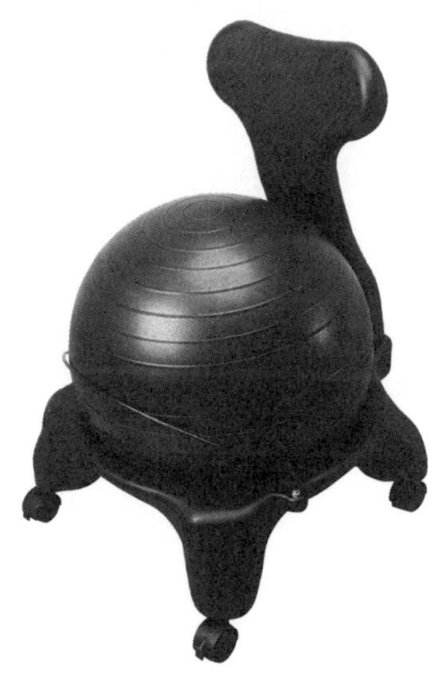

平衡球椅

只要坐上去就能矯正脊髓位置。椅子上加裝了能訓練平衡的平衡球。

詳情請洽：秦運動器材工業股份有限公司
http://www.hatas.co.jp/
（或者也可上 Amazon 購買）

書桌的高度也很重要。高度不對的話，可能會造成駝背，甚至導致工作效率變差。雖然書桌無法隨體型進行調整，不過可試著將舊雜誌或電話簿墊在電腦螢幕下，藉此調整螢幕位置（請參考左頁圖）。將螢幕調整到讓自己姿勢最正確、不會駝背的高度。若是無法調整螢幕位置的筆記型電腦，可以考慮另外再買一個鍵盤。

睡姿的重點，第77～80頁會有詳細的介紹。關鍵在床墊的柔軟度與枕頭的高度。

因為使用過高枕頭的人出乎意料地多，只要將大浴巾折兩折或四折，調整到適當高度，就能改善肩頸痠痛的問題。

矯正不良坐姿與電腦螢幕的位置

視線位置與手腕角度

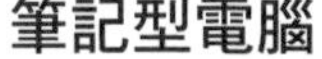

筆記型電腦

眼睛距離螢幕最好的距離為 40 ～ 70 cm

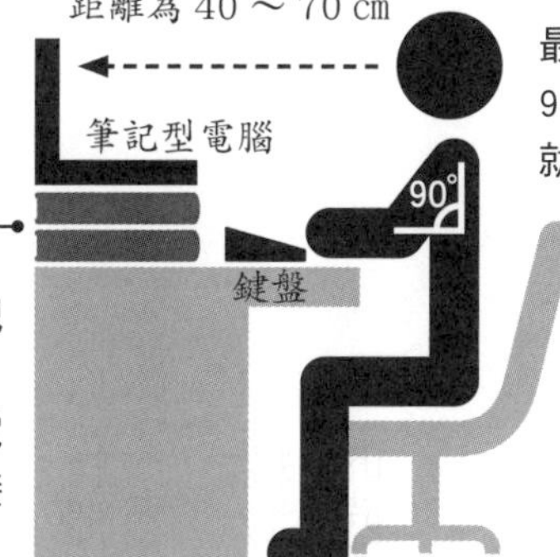

最輕鬆的手肘角度為 90 度。有扶手的話，就不會一下子就累了。

在辦公室或家裡使用筆記型電腦時，很容易駝背。因此，建議大家可以用電話簿將筆電墊高，再外接一個鍵盤。

桌上型電腦

眼睛距離螢幕最好的距離為 40 ～ 70 cm

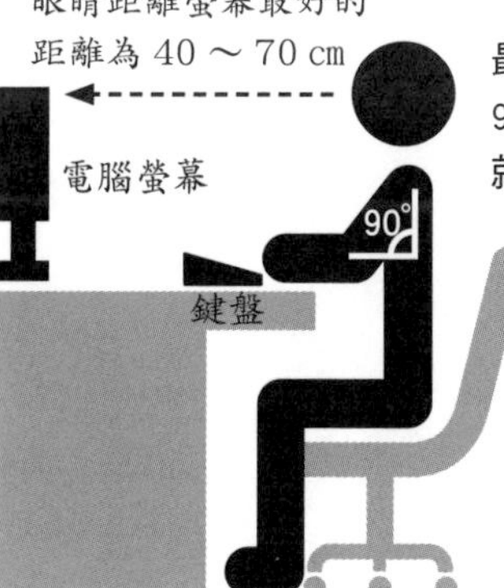

最輕鬆的手肘角度為 90 度。有扶手的話，就不會一下子就累了。

電腦螢幕最上方，要略低於眼睛的位置。

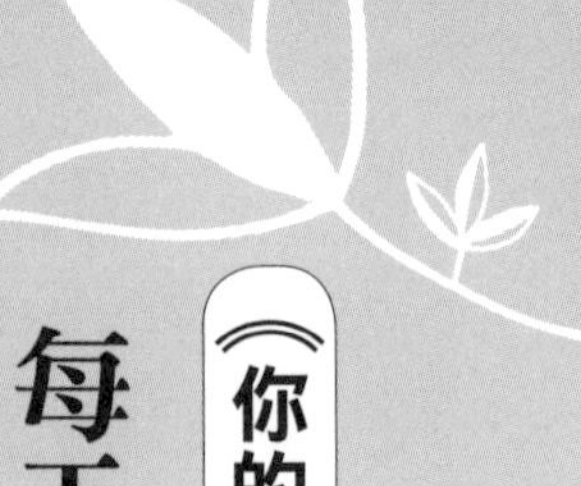

《你的生理時鐘正常嗎？》

每天晚上12點前，在同一個時間帶睡覺

大部分說身體不舒服的人，幾乎都是因為生理時鐘亂掉。生理時鐘是由腦內下視丘的視交叉上核負責，原本就與外界週期一致的人體，具有體內環境會配合一天24小時的週期而有所改變的功能。

聽到患者說：「我有睡飽，但身體還是很不舒服……」時，我就會詢問他們的就寢時間。幾乎都是晚睡早起，生理時鐘因此被打亂了。

我會建議患者「**首先請在12點前的同一個時間帶就寢**」。

說歸說，但生理時鐘亂掉的人，就算12點前躺平也不見得睡得著。這時候，早上就算睡意再濃也要拉開窗簾，沐浴在晨光中。因為陽光能讓體內的生理時鐘重新啟動。

我無論夏天還是冬天，都提醒自己晚上11點前就上床，天一亮就會起床了。

早起的訣竅是**用較薄的窗簾取代遮光窗簾**。這樣比較能直接感受到太陽升起的感覺，生理時鐘也會跟著變正常。坊間也能找到只要定好時間，起床時就會自動打開的「電動窗簾桿」。有興趣的人可以找找看。

值晚班的人經常會有身體很累卻睡不著的經驗。這是因為睡眠荷爾蒙——褪黑激素的分泌出了問題。最有效的方法就是回家時戴上墨鏡，讓眼睛感受不到刺眼的光芒。

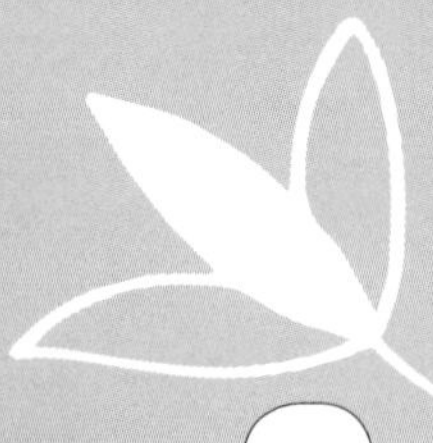

醒來時精神很好嗎？

鬧鐘設定為90分鐘的倍數

睡不好的人多半是因為身體出了問題。睡眠不足也會提高患病的風險。

「睡眠」可以為我們的身體帶來以下的保養效果。

1、幫白天持續運作的大腦跟身體消除疲勞。

2、維持免疫功能。

3、修復身體組織。

4、整理與形成記憶。

只要睡著，就能帶來上述的效果。所以，我們應該更重視自己的睡眠。

明明睡很久卻覺得沒睡飽的人，就必須從改善「睡眠品質」著手。優質睡眠的標準，就是鬧鐘響起時是否能清爽地醒來。

鬧鐘是不是設錯了？

睡眠的深淺並不固定。淺層睡眠的「快速動眼期」跟深層睡眠的「非快速動眼期」會交互出現。REM是快速動眼期的英文單字「Rapid Eye Movement」縮寫，顧名思義就是眼球快速移動的時期。快速動眼期占了整個睡眠時間的20%。據說作夢就是這個時候。

大家應該都有醒來時覺得「啊～今天睡得真好」的經驗吧？這是因為你剛好在「快速動眼期」醒來。

快速動眼期每90分鐘會出現一次，因此在**就寢後的6小時、7.5小時、9小時後醒來是最理想的**。

大家可以活用能分析睡眠周期，讓人清爽醒來的手機APP（適用於iPhone、iPad、iPod touch等機種）。這款APP利用的是人在快速動眼期時，身體會有所動作的原理。手機的加速感測器進行分析後，就能推算你的快速動眼期，啟動鬧鐘。

因為每30分鐘會響一次，想按預定時間起床時，可能不太適用。不過，想清爽醒來的人有機會可以試試看。

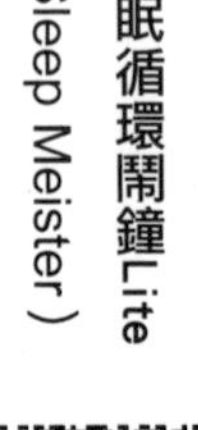

■ 睡眠循環鬧鐘Lite
（Sleep Meister）

■ 智能鬧鐘
（Sleep Cycle）

以 90 分鐘的倍數來設定鬧鐘吧！

視想清爽醒來的話，
建議可以將起床時間設定在快速動眼期。
鬧鐘就設定在就寢後的的 6 小時、7.5 小時、9 小時吧！

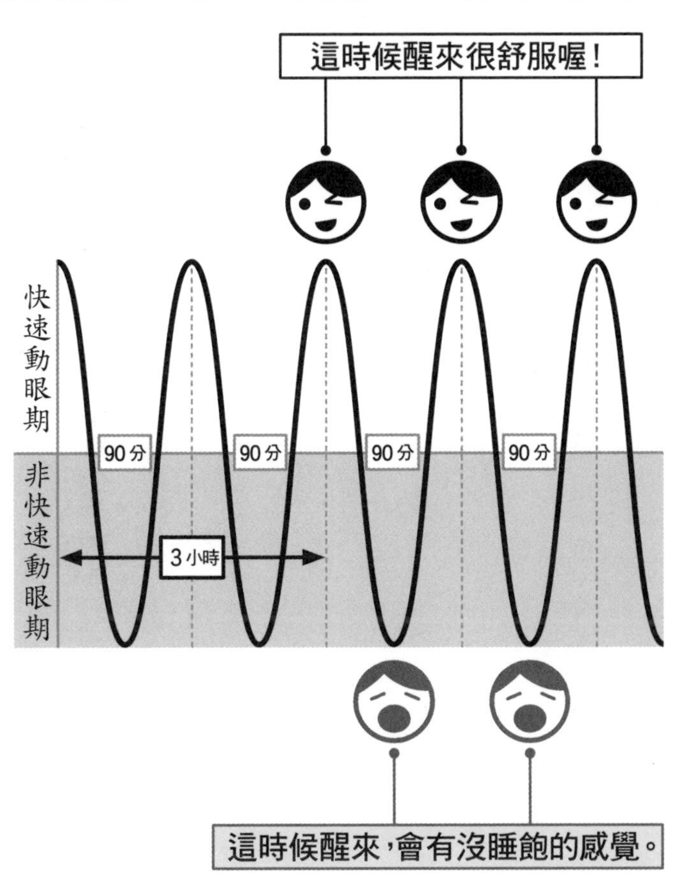

《睡眠品質好嗎？》

睡眠品質比時間長短還重要，好好檢視自己的寢具吧！

將「休息跟睡眠也是工作的一部分」當成理念的我，非常堅持一定要打造出舒適的睡眠環境。唯有打造出舒適的睡眠環境，才能擁有輕鬆自在的身體。

大部分的人追求的都是「全新大液晶螢幕電視」或「今年最流行色彩的大衣」，想花大錢在寢具上的人卻少之又少。

不過，我認為**大家應該花更多心思在寢具上**。

請大家思考一下。一天24小時裡，我們待在床上的時間約6～8小時。換句話說，一天裡有三分之一的時間都是在床上度過的。單純計算一下，從可自由花費的收入裡撥個三分之一來買寢具也不為過吧！

接下來，就來告訴大家打造優質睡眠環境的具體方式。

枕頭合用嗎？

「起床後覺得肩頸很僵硬」的人，最好檢查一下自己枕頭的高度。使用過高枕頭的人出乎意料地多，這種枕頭會讓人在睡覺時呈現下巴下壓的怪異姿勢，因此造成肩膀跟脖子的負擔。

能量身訂做適合自己的枕頭，當然是最好不過的。如果沒有的話，我建議大家可以使用大浴巾。

先準備兩條大浴巾，再將大浴巾折成兩折或四折。將兩條浴巾疊高就是一個能自由調整高度的專用枕頭。

抬頭挺胸站著時的脖子狀態是最理想的睡眠姿勢。因此，可以試著像左頁圖一樣，調整枕頭或浴巾的高度來填補肩膀跟後頸部的空隙。

要不要檢查一下床鋪呢？

人跟床鋪相處的時間很長，一定要謹慎挑選。

軟綿綿跟硬梆梆的床，哪個比較好？與其陷入人體工學的迷思，不如就挑自己「喜歡」的。購買前先到可以實際體驗的實體店鋪躺躺看。

雖然網購很方便，不過沒實際躺過的床，是不太適合網購的商品之一。

枕頭與睡眠姿勢

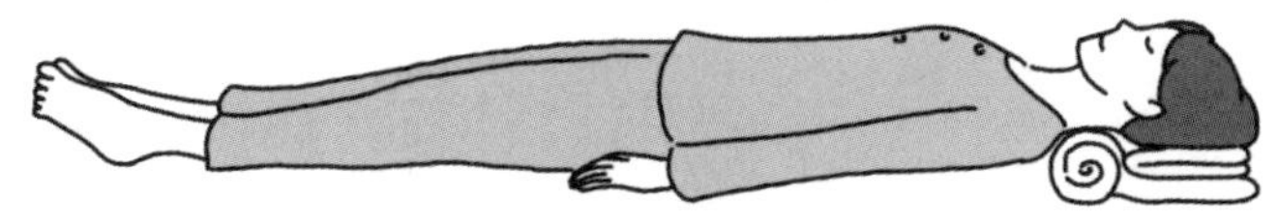

抬頭挺胸站著時的脖子狀態是最理想的睡眠姿勢。

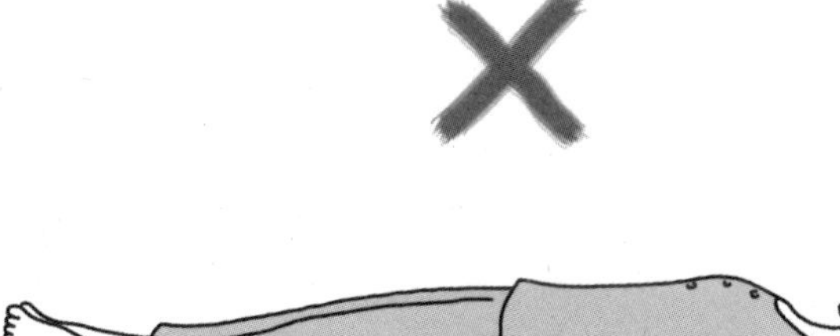

枕頭太高會造成下巴下壓，影響到血液循環。
太低造成下巴上抬的枕頭，會讓血液逆流回大腦。

太軟的床會讓身體下沉，脊椎無法維持最自然的弧度，因此造成肩膀或腰部痠痛。相反地，如果太硬的話，體重會集中在肩膀跟腰部，因而感到疼痛，影響到睡眠。

一般來說，身材苗條的人要睡軟一點的床，體格壯碩的人則要睡硬一點的床。不過，還是到店面實際躺躺看，感受一下腰部四周是否舒適，藉此挑選出最適合的床。

決定一張床睡起來舒不舒服的重要關鍵是床墊裡的彈簧。雖然彈簧的種類五花八門，不過我最推薦的是獨立筒，它能減緩肩膀與腰部的負擔與起床時身體的倦怠感，也因不易晃動，值得推薦給睡在同一張床上的夫妻，連枕邊人翻身時都沒有感覺。

只不過，獨立筒床墊通常比較軟一點。體格壯碩的人，建議可以選擇比較硬一點的「邦內爾彈簧床墊」或是「高密度彈簧床墊」。

棉被會不會太重？

好棉被的關鍵在輕巧與觸感。

人在晚上睡覺時，會翻身20～30次。因此，比起不貼身又過於厚重的棉被，輕巧又能保暖的才是最好的選擇。

我最極力推薦的還是羽毛被。水鳥羽毛會因應外界溫度自動膨脹緊縮，藉此調整溫度與濕度，達到冬暖夏涼的效果。

被套則可挑選觸感好的。

我個人最喜歡的是微纖維製成的被單。觸感細緻，不會有冷冰冰的感覺，讓人一蓋上就不想醒來。清洗方便，能隨時保持清潔，也是好處之一。

寢室能讓你一覺到天亮嗎？

◎遮斷光線與噪音

入睡時我們可能對不經意的雜音或街上光線變得極度敏感，為了有好的睡眠，來自外界的聲響或光線，就用厚窗簾或日式木板門來隔絕吧！雖然有些人在一片漆黑的情況下反而睡不著，但太亮會干擾深層睡眠荷爾蒙「褪黑激素」分泌。

盡可能不要將筆記型電腦、手機或遊戲機帶到寢室。更不建議在寢室擺放電視，液晶螢幕光線的強度，其實超乎我們想像，也會刺激身體減少褪黑激素的分泌。

此外，好不容易睡著卻被手機鈴聲吵醒的話，根本就無法休息。想要睡得好，最重要的就是將上下班時間確實區分開來。

◎沉穩色調

牆壁、家具、床單、被單跟枕套的顏色，都是可以講究的。米白或棕色系都是能讓房間氛圍變得更加沉穩。

此外，植物的綠色，讓人聯想到大海或天空的藍色，都是能讓人放鬆身心的色彩，也都可以拿來點綴搭配。

相反地，盡量避免使用會刺激交感神經，讓人變得興奮的紅色或黃色。

想更進一步瞭解顏色的心理效果，可以參考《知って役立つ色の事典（不可不知的色彩辭典）》（七江亞紀著／寶島社）

◎舒適室溫

室溫的話，可用冷暖氣機設定設夏天22～28度，冬天18～22度。

空調出風口也不要直接對人。

夏天要控制濕度保持乾爽，冬天則可使用加濕器來維持濕度。最理想的濕度是50％。

冬天使用空調會讓空氣變得乾燥，所以不要一直開著。可以使用定時功能，將啟動時間設定在起床前1小時。

另外，也要特別注意要是空氣太乾的話，反而會讓喉嚨變乾，讓感冒病毒附著在喉嚨造成發炎。

《會不會吃太多啦？》

每餐八分飽。增加消耗的熱量，而非吃進肚的熱量

站在鏡子前觀察自己的體型，要是發現「最近好像變胖了」或「肚子四周的肥肉變多」的話，請把這當成動脈硬化的徵兆。

肥胖會引發血管內皮細胞發炎，加速萬病根源的動脈硬化（血管老化）惡化的速度。丟著不管的話，腦部病變、心臟疾病、糖尿病、ＥＤ（陽萎）等都會接踵而至。因此，要維持標準身材，才能預防將來可能會出現的疾病。

從醫學角度來看，肥胖可根據以身高與體重來計算的ＢＭＩ（Body

Mass Index「身體質量指數」的簡稱）指數來判斷。公式如下：

體重（kg）÷（身高（m）x身高（m））＝BMI值

以身高160cm、體重60kg為例

60（kg）÷（1.6（m）x 1.6（m））＝約23.4（BMI值）

BMI值低於18.5屬於「過輕」，18.5以上未滿24屬於「標準」，24以上未滿27屬於「過重」，27以上未滿30屬於「輕度肥胖」，30以上未滿35屬於「中度肥胖」，超過35則屬於「重度肥胖」。BMI值超過27，就必須開始減肥。

現在也有一些手機APP可以計算出卡路里，只要透過拍照或輸入關錄字，就能立刻計算出卡路里，並協助統整與記錄。

有了這些工具，就能計算出一天的總卡路里量，讓你的減肥大業持之以恆。

為什麼會發胖？

問想減肥的人「為什麼會發胖」這個問題時，大多數人都會回答說：「因為沒什麼在運動。」幾乎沒有人會在第一時間就說「是因為吃太多」，進而反省自己不懂節制。但是，就是因為吃太多才會發胖。

因為吃太多，每天多攝取50大卡以上的熱量的話，5年後會出現什麼結果呢？

50大卡 x 1年（365天） x 5年＝91250大卡

約7000大卡的卡路里會轉化為1kg的脂肪，因此91250大卡÷7000＝13kg。

5年居然會增加13kg。

50大卡只不過是五分之一個飯碗的量，但每天多個50大卡就會發胖。抱著**「現在來吃吧！」的想法，但每次少吃一口就能開啟減肥成功的大門。**

某天問診時，有個病人很認真地問我說：

「醫生，我要怎麼做才會瘦？我試過很多方法都沒用。我光喝水就會胖……。」

絕對沒有所謂的「喝水就會胖」，因為水根本就沒有熱量。光喝水體重就會增加的話，就是所謂的「水腫」，很有可能是腎臟或心臟疾病所引起的。

大部分的人短期住院也會瘦。因為只吃醫院提供的餐點，攝取量絕對不會超過一天所需熱量。

換句話說，**只要「消耗的熱量」超過「攝取的熱量」，減肥一定會成功。**

我正努力嘗試減少晚餐的份量。從20幾歲開始，我就以「六分飽」而非「八分飽」為目標，因此到了現在40幾歲，體重幾乎沒有太大的變化。

覺得自己太胖的話，可以先嘗試一個禮拜餐餐「八分飽」的生活喔！

《都已經控制食量，為什麼還是瘦不下來？》

增加肌肉量就會瘦

為了減肥節食但體重卻沒有任何變化的話，可能是因為原本肌肉量就少，因此，就要想辦法增加肌肉量，提高基礎代謝率。

「基礎代謝率」是人類維持最基本生活機能所需的最低限度能量代謝水平。

根據二〇〇五年厚勞省（等同台灣衛生福利部）調查，40幾歲男女的基本代謝標準值為男性22.3％，女性21.7％。基礎代謝率的巔峰是在10幾歲時，之後就會隨著年齡的增長而下降。不過，只要肌肉量增加，基礎代謝率會跟著上升，同時也能消耗到熱量。因此，我建議體重過重的人可以做重訓。

肌肉量少，基礎代謝率就會跟著減少。因此，就算控制食量，體重也降不下來。

不管幾歲開始訓練，肌肉都能變得發達。此外，肌肉量增加，也會產生熱能。藉此改善手腳冰冷問題，血液循環也會變好。

不過，要是一開始就進行過度激烈的重訓，反而會造成膝蓋或腰部疼痛。因此，剛開始運動的關鍵就是要量力而為。

新手可以從游泳、快走等有氧運動，或是伸展、瑜珈等運動開始喔！

《可以修復細胞與血管的油品》

積極攝取 Omega-3 類的油

「碳水化合物」、「蛋白質」與「脂肪」這三大營養素是維持人類身體活動的能量來源。

不知道大家有沒有聽說「脂肪」是決定人類體質的重要關鍵呢？

我們所攝取的脂肪會儲存在體內，這將會決定血液中的脂肪酸濃度。

請大家抓一下自己的肚子。喜歡麻油的人，這一塊就是麻油的脂肪。喜歡橄欖油的就是橄欖油的脂肪。喜歡吃魚的，這塊就是魚的脂肪。

這油的性質就決定了體質。因此想維持健康，就必須留意所攝取的脂肪。

既然如此，哪種脂肪才能讓身體健康呢？

堅果類、橄欖油含有大量據說能減少膽固醇的「單元不飽和脂肪酸」，也就是「油酸」。

因此，大家才會說使用大量橄欖油的地中海式飲食是對身體有益的。做菜時可以積極使用這類脂肪。

接下來，希望大家對「對身體有益的脂肪」與「對身體有害的脂肪」能有更進一步的了解。

人體無法合成的脂肪酸「多元不飽和脂肪酸」，可分為「Omega-3」與「Omega-6」兩種。

這兩種脂肪酸具有較為強烈的藥理作用（能發揮如藥品般的作用）。人類的體質就取決於攝取量的多寡。

Omega-3脂肪酸是能讓血液變得清澈的「有益脂肪酸」。其代表包括亞麻仁油、紫蘇油、荏胡麻油裡富含的α-亞麻酸、青背魚富含的二十碳五烯酸（EPA）與二十二碳六烯酸（DHA）。

其中又以EPA具有強大「讓血液變清澈」功能，提高血管的彈性與柔軟度，藉此預防動脈硬化。

另一方面，**「有害脂肪酸」則是Omega-6的代表「亞油酸」**。常見的食用油包括黃豆油、玉米油、紅花子油都富含此一成份。

巧克力等有核甜食裡，也含有大量脂肪。一部份會轉換為「花生四烯酸」，儲存在體內脂肪中。

花生四烯酸會進行異於EPA的作用，讓血液變得更加容易凝固，形成血栓。

攝取大量花生四烯酸，可能會導致過敏體質。更有數據顯示會增加罹患心肌梗塞、腦梗塞、異位性皮膚炎、哮喘、皮膚乾燥、大腸癌、膽囊癌、攝護腺癌、乳癌與子宮頸癌等疾病的機會。

海洋國家日本的飲食生活，原本是以魚類為主，可攝取大量屬於

Omega-3脂肪酸的EPA。不過，外國食物大量進口後，造成日本人攝取過多屬於Omega-6的花生四烯酸。

一九五一年時，總熱量裡的脂肪攝取量僅占9.6%，但一九八二年已經增加到3倍左右的27.3%。因此導致冠狀動脈所引發的心臟疾病死亡案例急速增加。目前正大力推廣的是，30歲以上的脂肪攝取量要維持在20~25%的概念。

「飲食西化」的本質為「纖維與魚類食物減少，肉類與脂肪食物增加」。吃肉時所使用的調理油，多半是玉米油這類屬於Omega-6的油，也因此增加了花生四烯酸的攝取量。

日本人長壽的祕訣就在於「經常吃魚」。最理想的狀態就是一天攝取EPA與DHA的總量要超過1g（約是一尾大小超過90g以上的青背魚）。只不過，現實情況是人們吃魚的機會正逐漸減少。

因此，建議經常外食，營養不均衡的人，可以攝取含有大量EPA或DHA的健康保健品。

會引發疾病的油與可改善疾病的油

有益身體健康，人體所需的必須脂肪酸

Omega-3

含較多 Omega-3 的油類	主要作用
· 亞麻仁油（含量最多） · 紫蘇油 · 荏胡麻油 · 奇亞籽油 · 青背魚所含的二十碳五烯酸（EPA）、二十二碳六烯酸（DHA）。	· 抑制過敏 · 抑制發炎 · 抑制血栓 · 擴張血管

攝取過量會對人體有害的必須脂肪酸

Omega-6

含較多 Omega-6 的油類	主要作用
· 葵花油 · 菜籽油 · 玉米油 · 黃豆油 · 紅花油 · 乳瑪琳	· 導致過敏 · 導致發炎 · 導致血栓 · 凝固血液

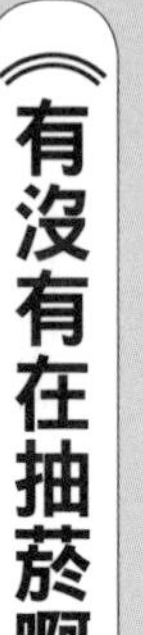

《有沒有在抽菸啊？》

戒菸能多活10年

香菸的煙裡含有超過四千種的化學物質，其中被判定為有害物質的也超過二百種。

各種研究都已明確指出香菸與癌症的因果關係。不只是肺癌，就連食道癌、胃癌、肝癌、膀胱癌等，大多數的癌症都跟香菸有關。

除了癌症外，也證實了抽菸會提高罹患血管疾病，也就是心肌梗塞、腦中風的風險。

二〇一三年有份報告指出「邁入中高年前戒菸的人，可以多活10年」。因此，無論何時戒菸都不嫌晚（不過，要注意這並不表示邁入中高年前就可以抽）。所以，千萬別想說「我都抽這麼久了」，而是要有立刻戒菸就能延長壽命的想法。

不過，也是有人擁有「抽再兇也不會罹患肺癌」的基因（請參考第213頁）。

除了癌症或血管疾病外，長期抽菸也會讓肺部或空氣的通道支氣管產生變化。讓體內氧氣與二氧化碳相互交換的功能無法順利進行，動不動就喘不過氣來。

這就是所謂的「慢性阻塞性肺病（COPD）」，日本有超過五百萬名的患者。若出現以下症狀，就要小心。

- 爬樓梯時開始氣喘吁吁。
- 無法像從前那樣長距離跑步。

・走路速度比同年齡層的人慢。

・常常咳嗽跟喉嚨有痰。

罹患此一疾病的人，有九成以上都具有長期抽菸的習慣。因此，又被稱為「肺的生活習慣病」。

肺部一旦惡化就無法進行根本治療。現在開始也不算晚，請立刻戒菸吧！

順帶一提，如果一天要抽40根的話，一年的開銷大約三十萬日幣（約新台幣八萬七千元）。與其花這麼多錢來買菸，不如拿來吃好吃的東西或去旅行，這樣的人生不是更有樂趣嗎？

有適度運動嗎？

每天都要適度伸展身體

人類頭部的重量大約5 kg，差不多是一顆11磅的保齡球。想想其實還蠻重的。而我們是靠背骨、肌肉來撐住這麼重的一顆頭。「姿勢」不好的話，就會讓某處肌肉過度緊張，造成肩頸痠痛。伸展能有效改善僵硬問題，天天伸展好處多多。生病多半是因為全身的血液循環出了毛病。

因此，就來告訴大家能改善肩頸痠痛問題的伸展方式吧！

肩膀僵硬時，大家可能會想到要揉揉肩膀，但其實這樣是不夠的。

想改善肩頸毛病，最重要的是要經常活動天使翅膀的所在之處，也就是肩胛骨。

首先，提起下巴以輕鬆的姿勢站好。接著，再重複以下三個運動。

【簡單伸展操】

①讓肩胛骨上下動一動

1、手插腰，邊吸氣邊縮起肩膀，拉高後背肩胛骨。停住不動3秒。

2、慢慢吐氣，讓肩膀一口氣往下掉。

以上動作重複10次。

簡單伸展操　①

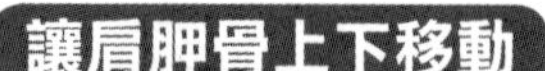

①－1

邊吸氣邊手插腰，將肩胛骨往上提後，停住 3 秒。

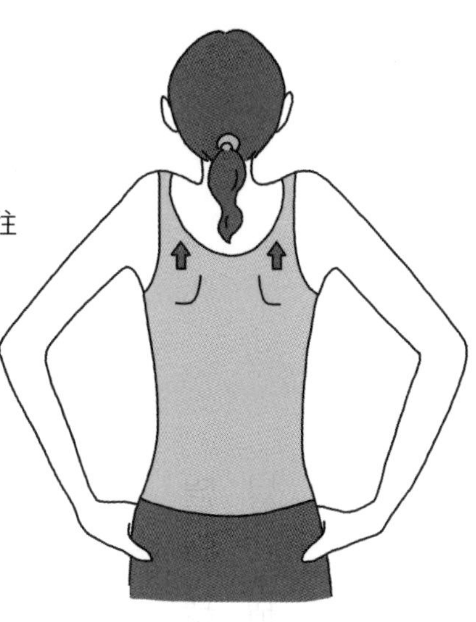

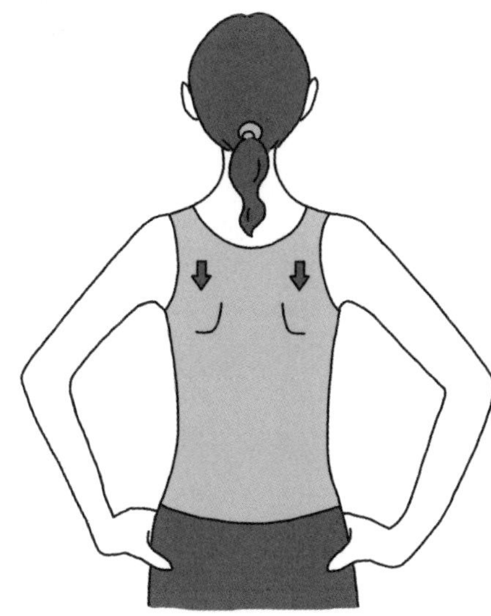

①－2

一邊慢慢吐氣，一邊讓肩膀一口氣往下掉。以上動作重複 10 秒。

②讓肩胛骨前後移動

1、雙手握拳，手臂以「向前看齊」的姿勢往前延伸。

2、手肘往外彎，手臂往後拉，感覺就像划船。或是想像在擠壓背部脂肪也可以。

以上動作重複10次。

重點在於想像自己正在打開、關上肩胛骨，這樣就能讓背部舒適放鬆。

簡單伸展操　②

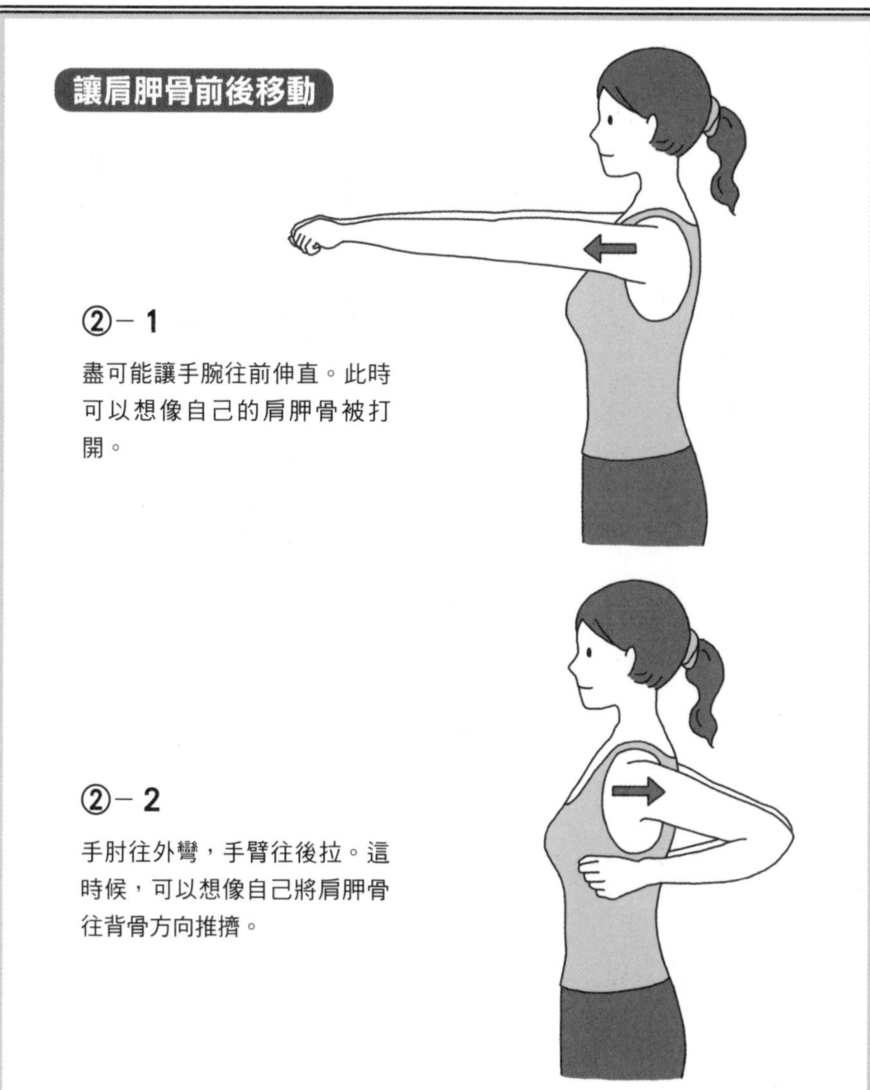

讓肩胛骨前後移動

②－1

盡可能讓手腕往前伸直。此時可以想像自己的肩胛骨被打開。

②－2

手肘往外彎，手臂往後拉。這時候，可以想像自己將肩胛骨往背骨方向推擠。

③扭動肩胛骨

手臂往左右兩邊伸展，並上提到與肩膀同高的位置。

1、右手手掌朝上，左手手背朝上。

2、慢慢上下轉動，扭動左右手臂。

以上動作重複10次。

只要重複三次①～③的伸展動作，就能放鬆肩胛骨附近的的肌肉。請大家務必嘗試看看。

此外，長時間坐著，會導致骨盆歪斜、鼠蹊部（大腿與腹部的交界處）的淋巴循環變差，因此下半身也需要伸展一下。想改善臀部或大腿的血液循環，可做第106頁的伸展操。

簡單伸展操 ③

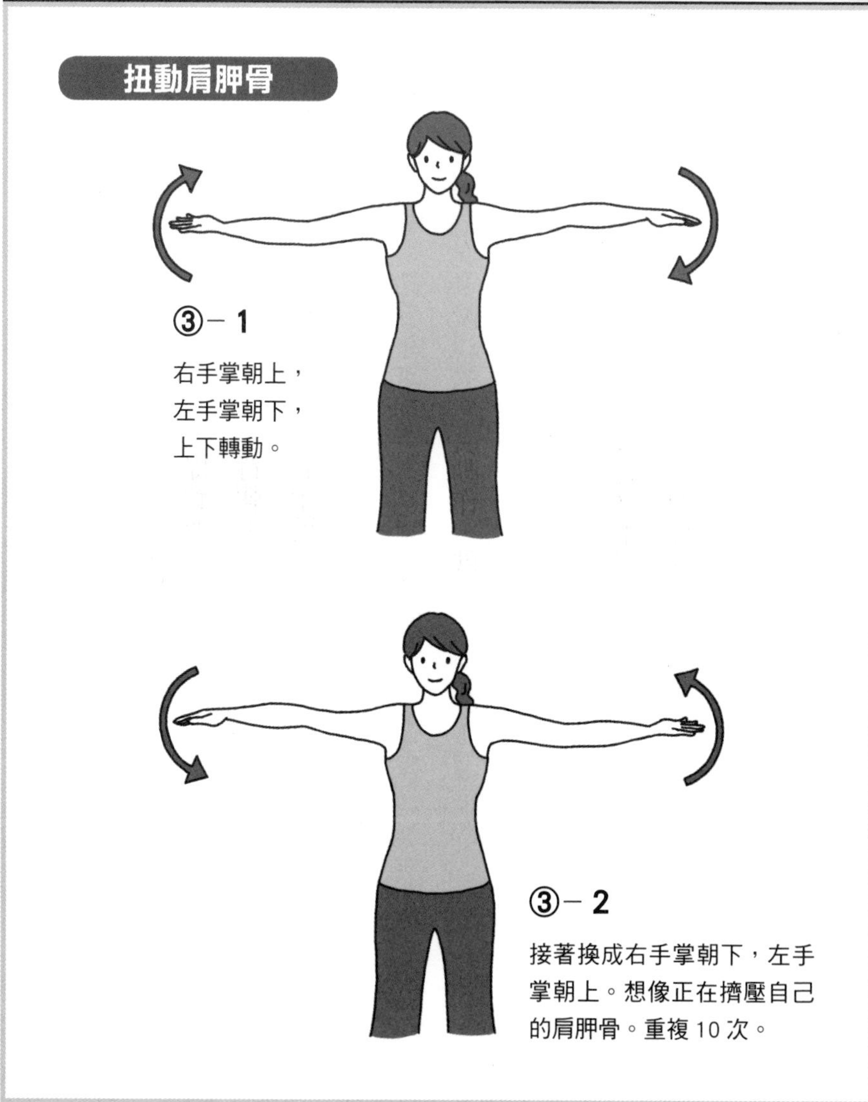

扭動肩胛骨
③－1
右手掌朝上，
左手掌朝下，
上下轉動。
③－2
接著換成右手掌朝下，左手
掌朝上。想像正在擠壓自己
的肩胛骨。重複 10 次。

④改善下半身淋巴與血液循環的伸展操

雙腳打開，與肩同寬。面向牆壁，雙手高舉。

雙手維持高舉姿勢，慢慢朝地面彎腰前傾。將手撐在牆壁或椅子靠背上。用雙手支撐身體，一邊伸直背部，一邊將腰往上提，舒服地延伸小腿。

踮腳尖能增加對小腿的負擔，讓伸展操更有效！

踮腳尖的動作重覆10次。

臀部或大腿內側有拉到的感覺，就表示有效果。

可以2小時一次，像這樣活動一下筋骨。

簡單伸展操　④

下半身淋巴與血液循環

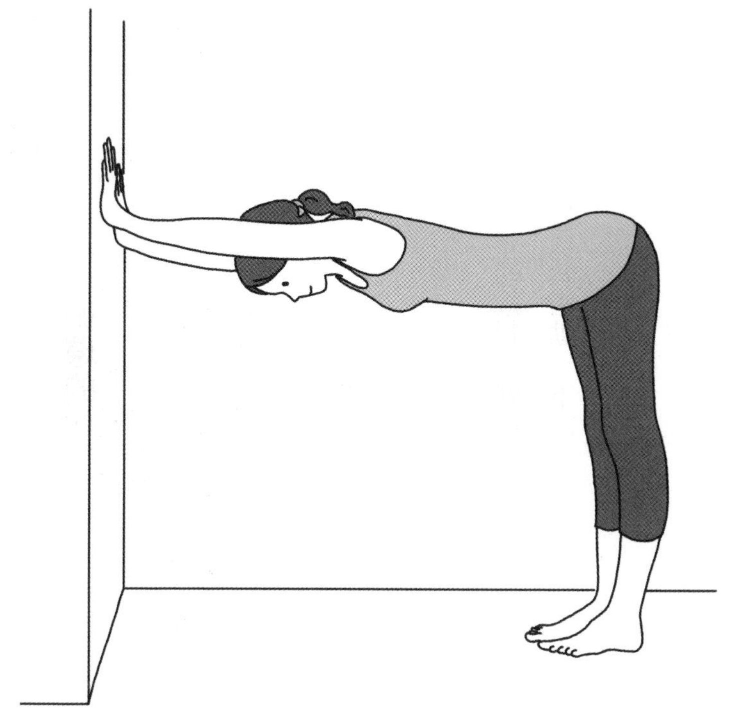

雙腳與肩同寬。面對牆壁，雙手高舉。身體慢慢往地面，呈現 90 度彎曲。背部拉直，延伸小腿。踮腳尖可增加負擔。踮腳尖的動作重複 10 次，就能促進血液循環。

《有適時紓壓嗎？》

無論你多麼重視身體健康，壓力還是會讓血液變得濃稠

世界上的健康養生法五花八門。不過，無論你多重視身體健康，過度的壓力仍會造成身體極大負擔這件事，想必大家早就知道了吧？

據說壓力是造成動脈硬化的原因之一。

當人感受到壓力時，就會造成皮質醇大量增加，因而提高膽固醇濃度，造成血糖值上升，血液也會變得濃稠，容易引發因動脈硬化所造成的疾病。

舉例來說，有份以218位勞工為對象的調查報告就顯示，因不景氣而面臨失業時血壓會上升。景氣恢復，不需要擔心會不會被炒魷魚時，血壓就會恢復正常。

「免疫力」是健康的基礎之一。然而，其中扮演最重要角色的就是NK（自然殺手）細胞。

病毒感染或細胞惡性化（癌化）造成人體內產生異常細胞時，NK細胞會負責保護我們的身體。不過，面臨壓力時，NK細胞也是無法發揮作用的。

想知道NK細胞是否發揮效用，可透過血液檢查來檢測「NK細胞活性」。

各位知道我的患者中NK細胞活性最高的是從事何種職業的人嗎？是運動選手，還是搞笑藝人呢？

大家可能都會認為這些人都是把自己喜歡的事物當成工作，壓力應該不會太大。不過，這些都是靠「成績」、「知名度」來加以評價的職業，他們所承受的壓力說不定出乎我們想像。

NK細胞活性最高的職業，其實是「和尚」。不是說沒有壓力，只是他們透過修行，鍛鍊出不輸給壓力的堅強內心。

人活著不可能完全沒有壓力，因此以和尚為榜樣學會與壓力共處，才是最重要的。

學會與壓力共處的第一步，就是仔細觀察並試著寫下自己在何種情況下會感到壓力。

接著再來思考減輕壓力的方法。

即便假裝對壓力視而不見，但身體裡的細胞還是會適時做出反應的。這點請大家牢記在心。

《今天笑了嗎？》

每天只要笑一笑，就能提高免疫力

即便沒有感受到一看就知道的壓力，但每個人活著都會懷抱不安。不安也是壓力的一種。這樣的不安，沒有當然最好，不過卻很難完全消失在我們眼前。若仔細分析的話，這樣的不安多半是跟對未知的將來感到茫然有關。

看診時，經常聽到病人所述說的不安就像……

「醫生，我會不會腦梗塞啊？」

「我該不會是快要失智了吧？」

想預知未來，的確是人之天性。

我也曾對不明確的未來感到不安。不過，這是理所當然的啊！沒有人知道明天會發生什麼事。

面對這樣人生的不安，印度國父甘地曾經說過：

「活著，如同生命中最後一天般活著。學習，如同你會永遠活著。」

這句話的意思是與其對未知的事物感到恐懼不安，不如做「現在」能做的事。

不知道未來會發生什麼事情的我們，能做的就只有充實每個今天。

那具體來說，該怎麼做呢？

我的實踐方式是每天早上起來，對著鏡子微笑。

人不是因為快樂才笑，而是因為笑了才感到快樂的生物。

嘴角一上揚，就能活化負責掌管大腦裡「回饋系統」的神經，內心自然就會變得樂觀積極。

心情愉快也就能活化提升免疫力的ＮＫ細胞。

我接下來引用的是現在以運動主播活躍在螢光幕前的前職業網球選手松岡修造先生的話：

「我生病後找到的治療法就是笑。剛出院時，我其實虛弱到只要上場打個一分鐘就精疲力盡了。不過，即便如此，我還是盡量大笑。笑著笑著，倦怠感就神奇地消失了。這讓我發現笑其實是能提高免疫系統的。」

笑會影響到內心，讓人變得積極正向。也因此達到提升免疫力的效果。

第一步就從「用笑容展開全新一天」的行動開始吧！

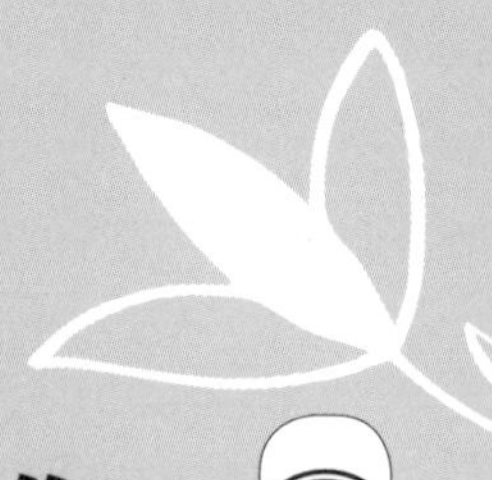

《給懷疑真的能變健康的你》

你已經處於健康狀態了！

告訴大家一個小祕密。其實打開這本書的瞬間，你就處於健康狀態了。

我經常會舉辦以健康為主題的演講，最讓我感到驚訝的就是居然有這麼多人如此認真聽講。由此可知，每個人都對與健康有關的話題非常有興趣。

門診時說「很期待醫師您的演講」的患者，每個人的身體都非常健康。

除此之外，也有受到腦梗塞後遺症的影響，行動有點不便的人，開心坐著輪椅來聽我演講。

從這些經驗裡，我找到了一個法則。

無論內容形式如何，會來參加健康講座，或是無法參加，但知道有這場講座的人，今後的身體狀況也都會很好。

這是為什麼呢？

我們的大腦每天都接受到來自四面八方的資訊。這當中自己有興趣的東西，我們就會把它轉化為必要的東西留在記憶裡。沒興趣的就會當成沒必要的東西，通通丟出去。

而且，我們不只是有意識地在挑選必要跟沒必要的東西。就連在無意識的情況下，我們也會進行資訊情報的取捨。

比方說，買了一套藍色洋裝後，會不會突然開始注意自己身邊有沒有穿藍色洋裝的人呢？

或者是，會不會常常看到電子鐘出現的數字就是自己的生日，或是出現相同數字呢？

這並不是因為穿藍色洋裝的人突然變多，或是電子鐘的數字出了什麼問題。單純只是因為人會記得自己在意的顏色或數字，因此留下深刻印象而已。

換句話說，參加健康講座或在書店買一些有關健康醫療的書來看，就表示你腦中的健康開關已經開始啟動，健康相關資訊也就很容易進入腦中。

因此，你也不需要把這本書背得滾瓜爛熟，只要拿到手的瞬間，其實就已經打開了腦中的「健康開關」，當然就會變得更健康了。

為了啟動家人、夥伴、朋友腦中的「健康開關」，希望大家能把自己在本書裡吸收到的一切告訴更多人。

習慣 3

注重外表容貌

「外表年輕的人活得比較久」是身為現役腦神經外科醫生，每個月都要接觸超過 1500 位患者的我，深刻體認到的真理。我認為「外表年輕的人」具有「皮膚細嫩有光澤」與「身材苗條」這兩個特徵。因此，隨時注意自己外表所帶來的緊張感，會讓你的人生增添更多光芒。

《外表年輕的人，真的活得比較久嗎？》

開始重視外表，身體年齡就會變年輕

日復一日的門診經驗，讓我有一個非常深刻的體認。

那就是「患者都不肯聽醫生的話」。當然也是會有一些擁有高度健康意識，能自我管理的人。不過，大部分的人聽到我說：

「你的血壓有點高，稍微吃清淡一點吧。」

「你的血糖值偏高，稍微運動一下吧！」

就只會淡淡回一句：「好，我知道。」

我在「習慣1」裡有提到如果沒有明確的人生目標，是很難改變那些不好的生活習慣的。就算血糖值或血壓偏高，但對初期患者來說根本不痛不癢。這樣的忠告，只會被當成耳邊風。

我身為醫生，當然能預測到丟著高血壓的狀況不管，很有可能會惡化成腦出血。丟著高血糖值不管的話，將來可能會傷到腎臟，必須進行洗腎。不過，對平常沒有從事醫療的患者來說，無法想像未來會遭受到何種病痛的折磨，也是很正常的。

因此，我開始思考該怎麼讓患者認真思考自己的健康。

某天看診時，我問了高血壓患者A女士這個問題。

「A女士，您10年前的體重是幾kg？」

「那時候我剛生完小孩所以變胖，在那之後胖了大概有10kg吧！」

「要是您恢復10年前的體重，變得比現在漂亮的話，家人也應該都很以妳為傲吧？」

這句話帶來了怎樣的效果呢？1～2個月後的門診日，A女士成功減重3 kg，看起來也變年輕了。那天接受血液檢查時，也發現她的血糖值指標「HbA1c」從原本的6.8降低到6.5。

我問了一下A女士，她說：「為了讓自己成為讓家人引以為傲的媽媽，我盡量多走路，也提醒自己不要吃太多。」

換句話說，對大多數患者而言，血壓或是血糖值的數字，根本不會讓他們有任何想進行健康管理的念頭。但是，**只要一說到自己的外表，就會試圖做出一些努力**。

因此，我從中找出一個法則：**只要外表維持健康，就能找回體內的健康**。

女性比男性長壽的原因，或許就是因為化妝時，看著鏡子的時間比較長吧。

女性經常照鏡子，因此容易察覺到自己是不是變胖？老化？或是皮膚出問題？等等的變化。

每天照鏡子，檢查自己的外表，「察覺」身體變化是很重要的。

因此，為了維持健康與常保年輕，希望大家能天天照鏡子，留意自己的外表。

外貌改變，身體與內心也會跟著改變。

這也是正向循環的開始。

《外表是否走鐘？》

「體型」跟「膚質」決定一個人是否年輕漂亮

看起來比實際年齡年輕美麗的人，到底跟其他人有什麼不一樣？下面這個方程式，決定了一個人的外貌是否年輕美麗。

「容貌＝體型Ｘ膚質」

年輕美麗取決於體型跟膚質。當外表開始走鐘，就會看起來好像一瞬間老了好幾十歲。請想像一下中年發福的人。是不是看起來比實際年齡還老呢？相反地，身材苗條的人，看起來就比較年輕吧？

維持體型跟膚質

隨時提醒自己要維持健美身材與細緻肌膚，做好「外貌管理」的人，看起來都比較年輕。身心都健康也是特色之一。

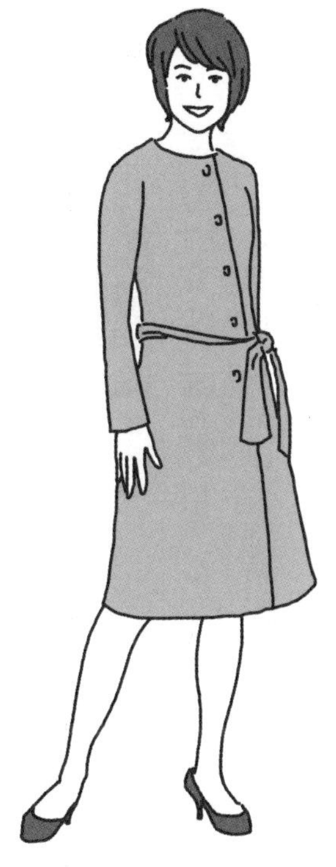

太胖或皮膚不好的人，不但看起來比實際年齡老氣，無論身體或心理可能都有一些毛病。

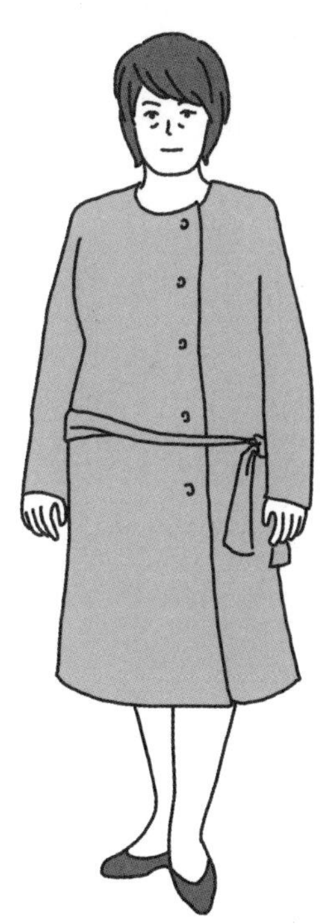

沒有半點黑斑、小細紋，膚質緊緻滑嫩的人，看起來也很年輕吧？

外貌走鐘跟心理狀態有很大的關係。當外貌開始出現變化時，可能就要檢查一下心理狀態是不是出了什麼問題。

除此之外，人是會因為外貌走鐘而感到壓力的生物。覺得自己的膚質變差或變胖，或隨年齡增加開始老化，這些壓力都會影響到血液循環，導致免疫力降低、人際關係變差，造成惡性循環。

相反地，對外貌產生信心後，心情也會變好，個性也會變得較為外向活潑。對外貌的自信也跟內在的充實有關。

關鍵就在每天都要提醒自己進行「外貌管理」。

因此，請準備一面能照到全身的鏡子。

準備好之後，就站在鏡子前，仔細觀察自己的身體。

再從下列列舉的項目中，找出自己有的症狀，並在方框裡打勾。

【臉部肌膚】

□長痘痘。

□出現黑斑。

□膚質暗沉。

□膚質粗糙，毛孔粗大。

□肌膚沒有彈性，出現顯著細紋。

□皮膚乾燥。出現異位性皮膚炎。

【體型】

□最近幾年開始發福。

□最近腰間肉變多。

□三餐正常卻暴瘦。

雖然看起來很像是美容SPA前會填寫的檢查表，但其實並不是大家想的那樣。這是我每天早上在做的健康清單。

建議大家可以盡量在浴室更衣的地方做檢查。不要逃避自己的裸體，透過鏡子來觀察自己。

只要有打勾的地方，我都會進行體格管理來消除這些疑慮。**鏡子裡映照出的是未來可能會罹患的疾病，立刻進行處理，就能防範於未然。**

再說，身體健康的人並不會突然出現膚質變糟或身材變形的問題，這些症狀，很有可能是某種疾病的前兆。所以，千萬別以為「皮膚變差或變胖，只是單純的老化」，因而掉以輕心。

從外貌來了解自己目前的健康狀態，找出問題點是很重要的。

外貌取決於體型跟膚質。因此，接下來將告訴大家維持這兩大關鍵的具體方法。

《覺得皮膚變暗沉時》

利用簡單運動、泡澡與睡眠來改善血液循環不佳

感覺自己的臉色變差、皮膚暗沉，可能是因為疲勞、睡眠不足、體寒、壓力造成血液循環變差。

想改善皮膚狀態，最重要的就是要先了解皮膚的構造。我們的皮膚分成三層。從表面到深層，分別是「表皮」、「真皮」跟「皮下組織」。每層都有各自決定膚質的細胞。

「表皮」的是「胚芽細胞」，「真皮」跟「皮下組織」的則是「纖維母

細胞」。

胚芽細胞能讓表皮看起來年輕有光澤。纖維母細胞充滿皮下組織時，就會讓皮膚看起來緊緻Q彈。

若想活化構成肌膚的細胞，首先就必須維持皮膚的血液循環。因為分布在真皮內的微血管，其任務就是負責運送氧氣與養分給皮膚細胞。

不知道大家有沒有感冒時皮膚變差的經驗？

因為在人體內流動的血液是固定的，感冒喉嚨不舒服時，為了治療喉嚨發炎，流向喉嚨的血液就會增加。這會導致流向皮膚的血液變少，皮膚狀況也就跟著變差。

換句話說，**打造美麗肌膚的基礎，就是要改善血液循環**。膚質變差時，可以靠簡單運動、泡澡與睡眠等來促進血液循環。

《年齡越大皮膚越暗沉的理由》

20歲的表皮是28天前的，40歲的表皮是40天前的

從各種原因來判斷，皮膚暗沉有可能是因為肌膚的新陳代謝變慢。包覆在肌膚表面的，是被稱為「角質」的胚芽細胞分裂後變舊的蛋白質。角質最後會變成「垢」自行剝落。然而，全新的胚芽細胞會往表皮上層移動，老舊細胞蛋白質化後，轉換為角質層的這段時間，則稱為代謝周轉時間。

20歲時的代謝周轉時間，大約是以28天為一個週期。但隨著年齡的增

長，40歲後就變成40天為一個週期。

這就表示20歲的表皮是28天前的，40歲的表皮是40天前的。因此，年紀越大，肌膚就會看起來越暗沉。

使用能去除表皮，促進代謝周轉時間的去角質產品，雖然能改善這個問題，但若未見改善的話，可能就要思考這是不是因為體寒、肩膀痠痛、睡眠不足，導致血液循環變差所引起的。

◎促進新陳代謝的方法

代謝周轉時間會隨著年齡增加而變長。

血液循換不佳的話，就無法順利將養分與氧氣運至皮膚，代謝周轉時間有可能會因此變得更長。

這時候就可以**靠運動或半身浴來改善血液循環**，縮短代謝周轉時間，肌膚也會逐漸找回透明感。

可改善血液循環的「維他命B群」也具有顯著效果，因此可以多吃含有豐富B群的**納豆、胚芽米、蛋、肝臟、鰻魚等食物**。

此外，我也建議可同時攝取促進肌膚新陳代謝所需的「維他命A」，或是能在人體內轉換為維他命A的植物性「β-胡蘿蔔素」。大家可以多吃富含維他命A的有**肝臟、鰻魚、起司、納豆跟蛋**。而含有大量β-胡蘿蔔素的則有**胡蘿蔔、芹菜、小松菜、菠菜**。

若想更進一步縮短代謝周轉時間，**富含Omega-3中的EPA等青背魚或相關保健品，都是很有幫助的**。想讓肌膚變得美麗的話，都可以試試看。此外，胎盤素也是很有效的。

◎毛孔粗大時

皮膚粗糙、毛孔粗大的問題是出在角質蛋白是否充足。

這可以靠角質層的「甘胺酸」來提升。

甘胺酸是**鮭魚皮**、**吉利丁**、**蝦子**、**干貝等**，動物性蛋白質的膠原蛋白裡富含的胺基酸之一，具有維持肌膚緊緻Q彈的功能。

而所攝取的甘胺酸會藉由微血管運送到角質層，讓我們的肌膚變得光滑細嫩。

因此，造成皮膚粗糙、毛孔粗大的原因，就是因為缺乏甘胺酸與血液循環不佳。

攝取含有甘胺酸的食物或保健品的同時，再利用半身浴跟運動來改善血液循環，就能達到不錯的效果。

此外，也別忘了要積極攝取富含「維他命B群」能促進血液循環的胚芽米、鰻魚、蛋、納豆、肝臟、牛奶或具有EPA的保健食品等。

◎維持Q彈肌膚

緊緻又Q彈肌膚的維持，仰賴的是皮下組織裡豐富的膠原蛋白、硫酸軟骨素、玻尿酸。

這些成分都是皮下組織裡的纖維母細胞製造出來的。纖維母細胞越活躍，就能製造出更多的膠原蛋白等。只不過，這也會隨著年齡的增長而降低。

能促進纖維母細胞活化的就是「生長激素」。

雖然腦下垂體所分泌的生長激素會隨著年齡的增長而降低，不過，成人只要睡得熟，也能分泌生長激素。因此，一定要想辦法讓自己熟睡。

反言之，皮膚失去彈性的人，很多都是因為睡眠不足。

想找回緊緻肌膚，除了要解決睡眠不足的問題外，讓轉換為膠原蛋白的胺基酸與維他命C隨著血液運送至纖維母細胞也是很重要的。因此，可以攝取富含胺基酸的**肉**、**魚**、**黃豆等蛋白質與維他命C保健品**。

另外，也推薦能改善血液循環的EPA。

◎拯救乾燥肌膚

打造柔嫩肌膚的關鍵在「神經醯胺」。

神經醯胺是填補角質層縫隙的「細胞間脂質」主要成分，具有避免肌膚受到乾燥空氣傷害的保濕功能。

角質層的神經醯胺含量豐富的話，皮膚就會變得柔嫩細緻。異位性皮膚炎的人就是因為神經醯胺過少。

神經醯胺是肌膚的胚芽細胞利用名為「絲胺酸」的蛋白質進行合成所產生的。絲胺酸是米糠中富含的成分，透過保健品來攝取，效果會更好。

此外，也可以嘗試使用註明含神經醯胺成分的保濕產品與美容液。挑選這類保濕產品時，記得要選擇化學結構與人類肌膚角質層裡的神經醯胺相同的人型神經醯胺。

植物性神經醯胺的保濕力則略遜一籌。

此外，也建議大家可選購神經醯胺含量遠高於清爽水溶性型的濃稠乳液。

想擁有細嫩美肌的話，也必須讓皮膚表面的油脂維持清爽。所以，我推薦大家可以攝取有效又優質的魚脂「ＥＰＡ」。

◎黑斑增加時

隨著年齡增長所出現的黑斑稱為「老年性色素斑」，通常出現在容易曬到太陽的部位。

曬太陽皮膚會變黑是因為黑色素細胞接觸到陽光時會開始活化，釋放出黑色素，讓皮膚變黑。變黑是為了保護皮膚免受紫外線傷害的一種生理反應。

一般來說，身體會透過代謝周轉，恢復原本膚色。不過，40歲後代謝周轉的時間拉長，黑色素沉澱後就會變成黑斑。

不想讓美麗肌膚出現黑斑的話，一年四季都要防曬。

就從今天開始，記得隨身攜帶陽傘或防曬油，做好最萬全的防曬準備吧！

有研究指出太陽眼鏡也具有防曬效果。

大多數日本人的眼球都是黑色的，不太會覺得陽光刺眼，所以也很少在戴太陽眼鏡，不過，專家認為進入眼中的紫外線可能會活化黑色素細胞，所以還是建議大家要多加利用。

若出現黑斑，可先到皮膚科就診，再使用可減少黑色素的對苯二酚乳膏或促進皮膚再生的A酸軟膏。

Heliocare這款「吃的防曬品」，在歐美頗受歡迎。主要成分是從蕨類植物（金水龍骨）中提煉出來的酚波克（fernblock），其效果已獲世界皮膚科學會認可。服用一年後，可從身體內部預防紫外線所造成的黑色素與DNA損傷。不只是黑斑，還能預防小細紋。

有興趣的人，可以試試看喔。

《癮君子皮膚不好的原因》

一根香菸，就能破壞肌膚再生所需的維他命C

想讓皮膚保持最佳狀態，就必須維持皮膚的血液循環。因此，戒掉會導致皮膚血液循環惡化的香菸是必備條件。

香菸的有害成分「尼古丁」，會影響到微血管的血液循環，造成皮膚暗沉或乾燥。

此外，一根香菸會破壞肌膚再生時所需的維他命C約25～100g，減緩皮膚再生速度。

有數據顯示抽菸女性的肌膚年齡比不抽菸的女性多了5歲以上。因此，戒菸是擁有美麗肌膚的第一步。

另一半的二手菸煙霧也會造成毛孔髒汙、黑頭粉刺與皮膚粗糙。因此，可以試著用「我想為了你青春永駐」的理由來勸另一半戒菸。

《再怎麼保養，皮膚還是很糟時……》

是不是內臟，尤其是腸道出了什麼問題呢？

應該很多人都有便祕導致皮膚變差的經驗吧！

長期停留在腸道內的糞便會逐漸腐敗，造成血液裡的致癌物質、氨、硫化氫等有害物質的增加。

跟著血液流向全身的有害物質，就會導致肌膚的免疫力下降，引發肌膚問題。

此外，腸道有問題的話，養分也無法運送到體內各器官。所以，就算攝取再多對身體有益的養分，也沒有任何意義。

因此，要重新檢視的就是我們的排便、排尿習慣。

定期排便、排尿能讓腸道正常運作，維持健康年輕的血管與外貌。

經常出現便祕、腹瀉等症狀的人，就必須多攝取一些膳食纖維來改善症狀。有排尿問題的人，則要提醒自己多多攝取水分。

就從改善每天的飲食內容、生活習慣來著手吧！

《白髮可以預防嗎？》

預防白髮就從改變頭髮分線開始

年紀越大越明顯的就是頭髮問題。類似「年輕時的髮量明明就很多」、「白髮太顯眼，一口氣老很多」這種髮色、髮量問題，都成了煩惱的來源。

雖然一直以來都無法徹底解開長白髮的謎團，但透過東京醫科齒科大學西村教授等人的研究，這謎團已經開始撥雲見霧。

頭髮本來就是白的，髮根黑色素的多寡決定了是黑髮或是金髮。生成黑色素的色素細胞無法繼續運作的話，我們的頭髮就會變白。

雖然尚未釐清色素細胞無法繼續運作的原因，不過二〇一一年西村教授等人發現「17型膠原蛋白」扮演了極為重要的角色。

話說如此，但還沒人知道用什麼辦法才能增加「17型膠原蛋白」。不過，今後的研究說不定能找出預防白髮的內服及外用藥，藉此來改善白髮問題。

目前可列舉的白髮生成原因，包括紫外線、壓力與飲食習慣。尤其**紫外線是造成細胞老化的原因，因此外出時撐陽傘、戴帽子，或是改變容易曬到紫外線的頭髮分線都很有效**。

發現白髮時該怎麼辦呢？最差的方式就是把它拔掉。每個毛囊都會長出1～3根毛髮，硬拔會傷到髮根，影響到長到同一個毛囊裡的黑髮。因此，最好的處理方式是從髮根剪掉，而非直接拔掉頭髮。

《髮量變少時》

睡眠、良性蛋白質、海藻可改善髮量少的問題

知名毛髮關係企業愛德蘭絲在一九九八～二〇〇八年所進行的調查結果顯示，全日本約有四分之一以上的男性都為髮量過少所苦。為髮量少所苦的，不僅限於男性。事實上，這也是讓許多女性感到困擾的問題。

男性髮量少是受到遺傳或男性荷爾蒙的影響。大多數的男性掉髮，都能從掉髮處發現高濃度的二氫睪固酮（ＤＨＴ）。我們可將這視為頭髮在變長

變粗前就脫落的原因。

能抑制二氫睪固酮的藥物是從鋸葉棕櫚的成分裡研發出來的非那斯特萊（Finasteride，商品名為柔沛）。一天口服1 mg，無法使用保險給付，所以一個月七千五日幣的藥錢，還要加上掛號費（編註）。這是男性專用藥，女性或孩童切勿服用。

不過，還是有其它會導致掉髮的疾病。因此，第一件要做的事就是不要怕丟臉，直接到專門處理髮量過少問題的診所掛號吧！

因為目前還沒有專為女性髮量過少問題而設計的內服藥，因此最重要的就是必須改善亂七八糟的生活作息。壓力、營養不均衡跟香菸都是造成髮量變少的兇手。

髮量過少問題的解決之道，不分男女，都是要有**充足睡眠、積極攝取肉、魚等良性蛋白質或富含礦物質的海藻。此外，戒菸的效果更是不容小覷。**

（編註）

在台灣治療雄性禿也需自費，每月新台幣一千到二千元之間。

防止掉髮的洗頭方式

重新檢視自己的洗頭方式，也能有效對抗髮量少的問題。洗頭髮的目的，不只是要去除髒汙，還要幫頭皮按摩，改善血液循環。洗髮精請使用低刺激的胺基酸洗髮精，並注意以下清洗的方式：

①洗頭前，先用梳齒較粗的梳子仔細梳掉沾附在頭髮上的灰塵。

②開始使用洗髮精前，頭髮跟頭皮先用溫水沖洗2分鐘。這樣就能沖掉七成左右，如髮膠等的頭髮髒汙。

③擠洗髮精時只要按壓一次就好，仔細搓揉起泡後再放到頭上。與其說是洗頭髮，不如說更像是在清洗頭皮的感覺。使用兩手指腹輕輕在頭皮上畫圈，從後腦勺洗到額頭，再從側邊洗到頭頂，這個動作持續約4～6分鐘。也可以使用頭皮按摩軟刷來清洗。

④水要沖乾淨。洗髮精其實很難沖乾淨，所以要用溫水沖2分鐘以上。

這時候也別忘了幫頭皮按摩。

⑤潤髮乳不是擦在頭皮而是頭髮上的。

⑥用毛巾輕輕拍打頭部，擦乾髮絲上的水滴後，再用吹風機吹乾。要注意熱風的溫度，不要讓頭皮覺得太燙。沒吹乾的話，容易造成細菌孳生，頭髮也變得更加容易斷裂。

如果要花這麼多時間來洗頭的話，應該會有人擔心水費太貴吧！

我用的是能減少一半以上水量的「省水蓮蓬頭」。有些還能除去自來水中的氯，可以上網找找看喔。

習慣 4

小毛病，也不能坐視不管

若想達成「人生目標」，建議大家必須想辦法解決日常生活中常出現的全身不適、肥胖等問題。此外，慢性頭痛等身體的疼痛，説不定就是大病的警訊。因此，最重要的就是隨時檢視自己的生活習慣，預防容易讓自己出現病徵的情況。

《代謝症候群真的不好嗎？》

代謝症候群是動脈硬化的前兆

我們的基礎代謝量會隨著年紀增長而降低。如果跟年輕時一樣，暴飲暴食又不運動的話，很容易就會中年發福。

二〇〇八年開始的特定健康檢查，俗稱「代謝症候群健檢」，其目的就是要早期發現近年常見的「代謝症候群」。具體來說，就是可以找出惡化成糖尿病、心肌梗塞、腦中風之前的狀態。

腰圍超過85㎝的男性與腰圍超過90㎝的女性，健檢時要特別留意以下幾個數值。

①空腹時血液檢查的結果，中性脂肪（三酸甘油脂）超過150㎎／dL，或好膽固醇HDL不到40㎎／dL。

②收縮壓超過130㎜Hg或舒張壓超過85㎜Hg。

③空腹血糖值超過110㎎／dL。

只要符合二～三項，即為代謝症候群。

具有肥胖傾向的人，容易出現高血壓或高血脂等症狀。這些都會導致「動脈硬化」惡化，最後引發糖尿病、心肌梗塞、腦中風。

到底什麼是動脈硬化？

我們的全身上下都佈滿了運送氧氣跟養分的通道，就是所謂的血管。總長度為10萬公里，可繞地球兩圈半。

血管分為「動脈」跟「靜脈」兩種。

從心臟運送到全身的血液所通過的血管是「動脈」。動脈的血管壁厚實有彈性。大家常說的「血壓」，就是測量動脈內壓力所得出的結果。

另一方面，從全身回到心臟的血液通過的血管則是「靜脈」。靜脈的血管壁比動脈薄。一般的「血液檢查」抽的都是「靜脈」的血。

我們的動脈，在年輕時就像剛買來的水管一樣，充滿彈性又柔軟。

不過，**年齡的增長、不良的生活習慣或抽菸，都會讓血管跟丟在院子裡的水管一樣，失去彈性變得硬梆梆的**。如此一來，血管就容易阻塞斷裂，引發各種疾病。

呈現出來的結果就是「動脈硬化」。簡單來說，就是血管老化。

動脈硬化都是從血管內側的「內皮細胞」受到壓力造成損傷開始的。快的人30幾歲，一般則是40幾歲就會出現動脈硬化。

內皮細胞肩負著讓血液流通更為順暢的重責大任。高血壓或高血糖都會對這細胞造成壓力，呈現粥狀的柔軟沉積物也會附著其中。不斷累積後，會讓血管內膜變得越來越厚，造成內腔窄化。

如此一來，就會打亂原本流動極為順暢的血液造成亂流。察覺異常的血管內細胞，就會像受傷時傷口會結痂一樣，製造出血栓。

血栓塞在心臟血管時，就是所謂的「心肌梗塞」，胸口會突然感到疼痛。大腦血管阻塞則為「腦梗塞」，會出現手腳行動不便、無法言語的症狀。出現了這些症狀，我們才會察覺動脈硬化這件事。

代謝症候群健檢時，醫生說的「降血壓」，指的就是「血壓降下來，就能減輕血管內皮細胞受到的傷害，預防動脈硬化」。

我們幾乎不會察覺自己有所謂的動脈硬化，但動脈硬化總是在不知不覺中惡化。

自己的親朋好友中，應該有人突然罹患了心肌梗塞或腦梗塞。不過，這些疾病其實是從十幾二十年前開始，動脈硬化不斷惡化所導致的結果。

若想預防血管老化的動脈硬化，最重要的就是要想辦法減肥、紓壓，改掉不好的生活習慣，不要讓血管內皮細胞受到任何壓力。

【預防代謝症候群的生活習慣】

①不要吃太多（八分飽）。

②適度的運動。

③不要累積壓力。

④抽菸喝酒要適量。

動脈硬化

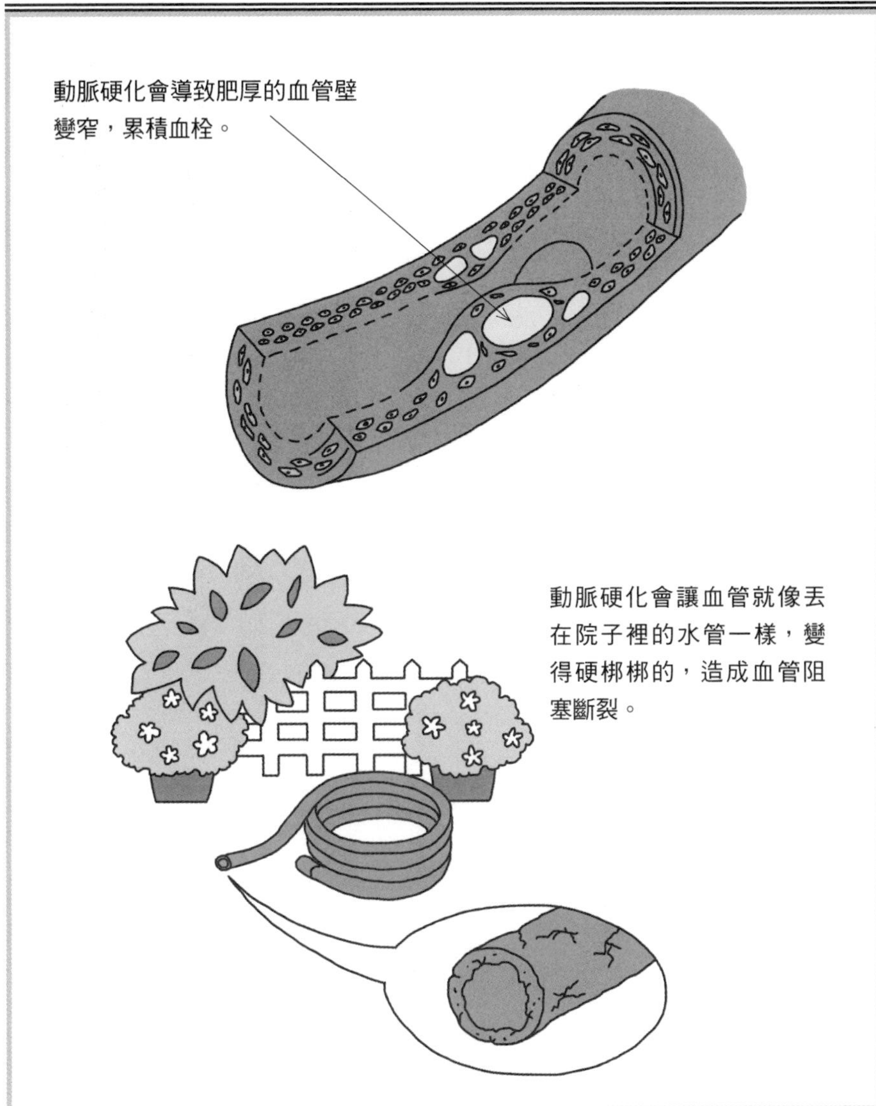
動脈硬化會導致肥厚的血管壁
變窄，累積血栓。
動脈硬化會讓血管就像丟
在院子裡的水管一樣，變
得硬梆梆的，造成血管阻
塞斷裂。

跟代謝症候群說掰掰的方法

減1kg需要消耗約莫7000大卡的熱量。

若以10kg為目標的話，就必須去計算該如何消耗這7萬大卡的熱量。

首先，最簡單的計算方式是一天少吃一碗飯（150～200大卡）的話，一個月大概就能減掉1kg。

再加上，一個月每天都走八千～一萬步（消耗熱量200～250大卡）的話，就可以多減1kg。合計下來，一個月可以減個2kg。持續半年的話，要減掉10kg絕非夢想。

就從自己能接受的程度開始吧！

目標是一個月要減掉 2 kg的話……

（2 kg＝ 14000 大卡）

目標：一天減約 450 大卡

減量＋運動均衡減重！

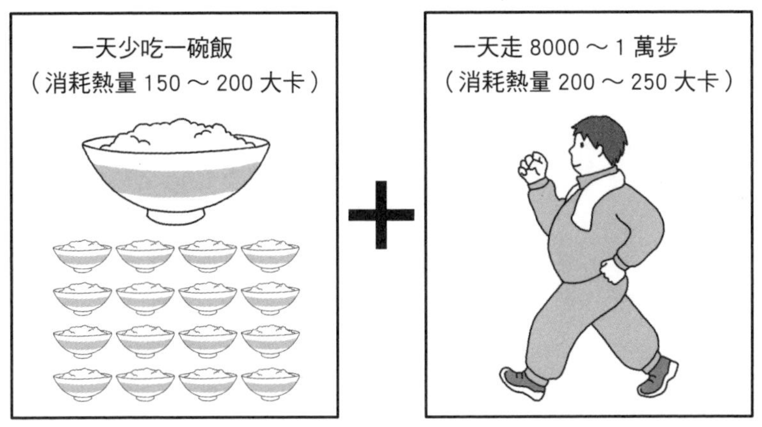

以減 10 kg為目標的人，就持續半年試試看吧！

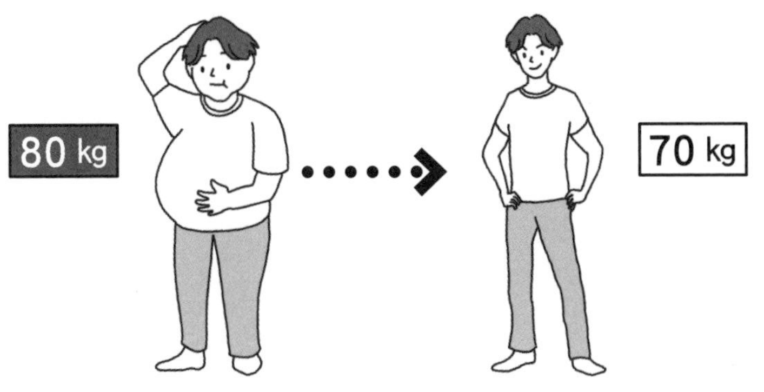

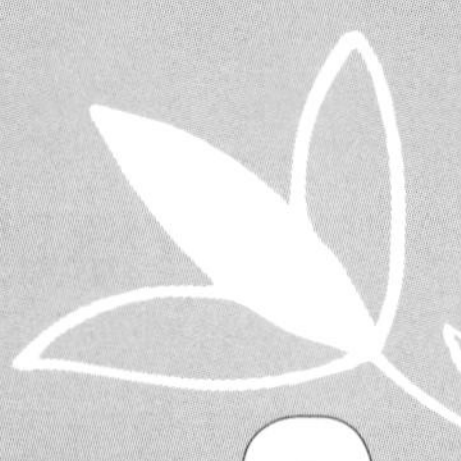

《持續失眠的夜晚》

徹底改善會短命的失眠

據說有三成左右的成人都知道自己有「睡不著」的症狀，嚴重的甚至會影響到日常生活。

在日本，睡眠時間在6～8小時的成人大約六成，因此可將這視為日本人的標準睡眠時間。據說日照時間長的季節，睡眠時間會變短。日照時間短的季節則會變長。

睡眠的目的是為了讓隔天也能精神奕奕。所以，白天不會想睡的話，睡眠時間就不必太長。不然，想說一定要睡好睡滿，反而會造成壓力，因而傷到血管內皮細胞。那就真的是賠了夫人又折兵了。

最常發生的情形就是躺在床上時，一直想著「再不睡的話，明天工作就完蛋了」或是「今天也睡不著的話該怎麼辦？」，這樣反而陷入越來越睡不著的惡性循環。

想解決失眠問題的話，就是在出現這樣的惡性循環時，直接起身離開寢室。想說「只要躺著就一定會睡著」，就躺著讀點書、看看電視、聽些音樂，反而是讓大腦覺醒的行為。只能遺憾地告訴大家，這些都只會造成反效果。不要想太多直接起身的話，最後一定會出現睡意的。

基本上，只要每天都在相同時間睡覺，將生理時鐘調整好，隔天就會在同一個時間睡著。跟著生理時鐘走就可以了。

長期來說，只要依據下述方法，改善生活習慣，就一定能睡著。請大家務必嘗試看看。

【改善失眠的10個習慣】

①睡眠時間固定。一起床就拉開窗簾沐浴在陽光下。
②假日起床時間也要跟平日一樣。
③午睡不超過20分鐘。
④睡前4小時不要碰茶或咖啡之類含咖啡因的飲料。
⑤睡前不要洗太燙的熱水澡。38～40度的溫水即可。
⑥睡前2小時，將房間燈光調暗。
⑦電腦、手機跟電玩會妨礙睡眠，睡前不要碰。
⑧酒精會造成淺眠，禁止睡前喝酒。
⑨因為太忙而感到不安時，可以寫完「代辦事項清單」再睡。
⑩睡前2小時就不要再吃東西或抽菸了（香菸裡的尼古丁會振奮精神）。

善用安眠藥

為了隔天不得不睡時，就善用安眠藥吧！

有些人睡前會喝點酒助眠，但其實我不太建議這麼做。酒精的確能讓人暫時入眠，不過也會因為淺眠，幾乎沒什麼熟睡的感覺。**真的很想睡的話，選擇適當的安眠藥，不但不傷身，還能得到良好睡眠品質，效果比酒精好很多。**

雖然安眠藥給人的印象不太好，有些人會大量服用來結束自己的生命。不過，現在主流的安眠藥，就算大量服用也不會出現無法呼吸的症狀。此外，只是短期使用的話，也幾乎不會出現依存症。不過，千萬別把它變成一種習慣。

生活習慣改變後，不靠藥物就能睡著的話，就能停藥了。安眠藥已經不再是那麼危險的藥物，跟熟識的醫生商量過後，善加利用就能提高生活品質。

失眠大致可分成四類。翻來覆去睡不著的「入睡困難型」，半夜會醒來好幾次的「睡眠中斷型」、比預定時間早醒來的「清晨早醒型」與感覺沒有睡好的「無法熟睡型」。

一般來說，醫生會開給「入睡困難型」的人藥效快時間短的安眠藥，「睡眠中斷型」與「清晨早醒型」的人則是藥效較長的安眠藥，「無法熟睡型」的則是能消除緊張不安的藥。

安眠藥要在準備上床睡覺時服用。吃了之後再去進行各種生活行動，反而會錯失入眠的時機。

另外，使用安眠藥的原則之一，就是不能跟酒精混搭，不然，有可能會出現恍神、健忘等脫序行為。

半夜為了上廁所醒來好幾次時

應該很多人都有「為了上廁所醒來好幾次，所以常常睡不好」的經驗吧！

到底為什麼會這麼頻尿呢？

產自腎臟的尿液都儲存在膀胱，所以會像氣球一樣膨脹。膀胱出口與尿道相連，就像水龍頭一樣會調整尿液。男性體內負責這項工作的是攝護腺，女性則是骨盆底肌。

我們一天上廁所的次數，白天大約5～7次，晚上就幾乎不上了。**若白天會上超過8次廁所，晚上也有2次以上的話，男性可能是攝護腺出問題，女性則有可能是骨盆底肌的肌力不足。**

女性骨盆內有子宮、膀胱、直腸等器官，並靠名為骨盆底肌群的肌肉來支撐。此外，骨盆底肌還能避免尿道鬆弛，防止漏尿。

若因骨盆底肌群的肌力降低造成頻尿的話，治療的第一步就是要恢復肌力。

【骨盆底肌群體操】

①仰躺後，雙腳打開與肩同寬。膝蓋輕輕彎曲立起，讓身體放鬆。

②維持①的姿勢，讓尿道、肛門與陰部緊縮、放鬆各3秒，這個動作重覆10次。絕竅就在於試著回想忍住不上廁所時的感覺，提醒自己肚子、腳跟腰部不要用力，只有陰部用力。

③成功的話，就慢慢拉長緊縮的時間。

④習慣之後，無論是坐在椅子上、搭電車或站著做菜時都可以試看看。持續2個月後，有六成以上的漏尿問題都能獲得改善。重點就在於要持之以恆。

這體操還具有提臀跟消除小腹的效果，沒有漏尿問題的女性也可以試著做做看喔。

害人短命的睡眠呼吸中止症

要是睡了很久還是覺得累，白天老是想睡的話，說不定就是罹患了睡眠呼吸中止症。

另外，要是你的另一半出現打呼打到一半突然停住，等你注意到時又開始深呼吸的症狀時，也有可能是睡眠呼吸中止症。

正如字面所示，睡眠呼吸中止症，指的就是睡覺時呼吸中止的疾病。呼吸中止導致淺眠，白天就會出現睡眠不足的症狀。

此外，睡眠時呼吸中止的話，就會出現缺氧但二氧化碳不斷積累的狀況，這會造成動脈硬化，進而引發高血壓、腦中風或心臟病。

呼吸暫停10秒左右就會被定義為「呼吸中止」，一小時出現5次以上的呼吸中止狀況，就可以高度懷疑是罹患此病。

造成睡眠呼吸中止症的原因，多半是因為空氣通道的氣管，因某種原因而關閉所引起的。

較易罹患睡眠呼吸中止症候群的高風險群有以下四類。

【較易罹患呼吸症候群的高風險群】

①脖子粗短且四周滿布脂肪。
②下顎較短且往後縮。
③牙齒排列不整齊。
④舌頭或舌根肥大。

肥胖也會造成氣管容易緊閉，所以就要從減肥著手。

站在鏡子前將嘴巴張到最開時，要是看不到喉嚨深處的懸雍垂，也會是屬於氣管容易緊閉的類型。

另外，**坐在椅子上睡覺時會打呼的人也要特別注意**。

治療方式則包括使用持續性正壓呼吸器（CPAP）或用牙套來確保空氣通道的暢通。

如果還是未獲得改善的話，也可以進行手術治療。因此，要是被旁人懷疑可能罹患睡眠呼吸中止症，白天總是覺得想睡的話，就去找專業醫生吧！

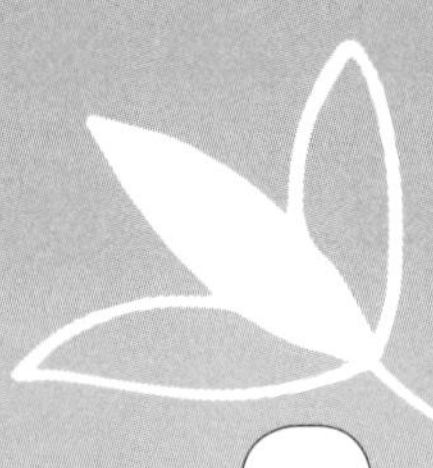

《呼吸不順不單只是因為運動不足》

爬個樓梯或坡道就喘不過氣，可能是缺鐵性貧血

讓原本正常的呼吸變得痛苦，就是所謂的「呼吸不順」。

這常見的症狀單純只是因為運動不足或肺部疾病嗎？

其實會造成呼吸不順的，不只有肺部疾病，也有可能是其它器官如心臟或血液疾病所引起的。

跟朋友以相同速度行走，或是走平常常走的樓梯或坡道時，出現上氣不接下氣的症狀時，就去內科掛號吧！

出現這種症狀時，女性最常見的原因就是「缺鐵性貧血」，這是因缺乏鐵質，而造成運送血液氧氣的血紅素數量減少的疾病。

因為名稱裡有「貧血」兩個字，很多人可能會聯想到「頭暈眼花」。不過，其主要特徵還是「呼吸不順」。

放著不管的話，有可能會引發心臟衰竭、腦梗塞。再說，貧血也有可能是婦科疾病（子宮肌瘤等）所引起的，一定要及早就診。

對著鏡子**翻開下眼瞼，若呈現慘白就表示罹患了缺鐵性貧血**。

雖然這類型的呼吸不順，最重要的就是先到內科就診，但日常生活中也要提醒自己多補充鐵質。

肝臟、羊栖菜等都含有豐富的鐵質。不喜歡吃這類食物的人，建議可利用相關保健食品。

出現呼吸不順症狀的同時，體重也跟著減輕的話，則有可能是罹患了甲狀腺機能亢進症（葛瑞夫茲氏病）。

喉結周邊腫脹，甚至出現心悸的話，請立刻到內科就醫。

尤其是中年以後，呼吸不順有可能是心臟或腎臟疾病所引起的，所以千萬別自行判斷，一定要到醫院就醫。

《容易水腫》

連續水腫好幾天的話，請立刻到內科就醫

許多人都有像「一到傍晚，腳就會水腫，鞋子變得好緊。」、「臉好像腫腫的。」這類水腫煩惱。

這些水腫多半是因為攝取過多鹽分、睡前攝取太多水分等的暫時性現象，只要一個晚上就會有所改善，不需要過度操心。

不過，要是持續好幾天的話，可能是某種疾病所引起的，建議一定要到醫院接受檢查。

最容易引起水腫的就是腎臟疾病。血液中的蛋白質（血清蛋白）減少所造成的水腫。

肝臟疾病也會引起水腫。過度腫脹時，就到家附近的內科抽血檢查吧。

此外，不只水腫，爬樓梯或小跑步時出現呼吸不順或心悸時，就有可能是因為心臟疾病。這時候，就最好用胸部X光或超音波檢測來檢查一下心臟。

除了上述疾病外，女性最多的就是靜脈曲張。這是一種會看到小腿肚附近的血管明顯突出的疾病。

初期的話，可穿防靜脈曲張襪來改善。嚴重的話，甚至得接受開刀治療。

久坐所以導致的腳水腫，千萬別不當一回事。

第54頁曾經提過，每天坐超過4小時的人，會因為血液循環不良造成腳水腫。而這也是導致各種疾病的元凶，一定要特別留意。

消除腳水腫的最好方法就是走路跟爬樓梯。

沒辦法隨意移動的話，坐著的時候，定期做一些讓腳後跟上下擺動，或將腳後跟定在地上讓腳尖上下擺動的運動。或是用腳指做出猜拳時「石頭」的動作，也很有效。

上述的腳步運動，在出國旅行等長時間移動時也能派上用場。因為可預防所謂的長途飛行症候群，一定要認真做喔。

《頭痛不時會發作》

了解經常出現的偏頭痛與嚴重頭痛的不同

幾乎每個人都有過頭痛的經驗。

其中讓很多人困擾的就是「偏頭痛」。日文會看到「片頭痛」與「偏頭痛」兩種寫法，但意思是一樣的。

日本全國調查顯示有偏頭痛困擾的日本人占了總人口的八成左右。女性占的比例較高，更是10∫20幾歲的年輕人最常出現的頭痛症狀。雖然不至於喪命，但一般來說會持續4∫5小時，嚴重的話甚至會長達3天。

正如字面所示，「偏頭痛」主要感到疼痛的位置坐落在某邊的太陽穴到眼睛附近。不過，約有4成患者則是兩邊都會痛。

不是那種整個被拉緊的疼痛，而是強烈的「刺痛」。疼痛的頻率甚至還會跟心跳同步。

有時候會覺得噁心想吐，有時候會痛到根本沒辦法工作，生活節奏全被打亂。

不過，「頭痛」經常被當作是沒什麼大不了的症狀，因此周遭的人根本無法理解自己的痛苦。

頭痛時，經常會對光線、聲音與氣味很敏感，因此許多人都會選擇待在昏暗沉靜的房間裡來紓解症狀。

有些人的頭痛前兆是會看到一閃一閃的光芒，這就叫「閃輝性暗點」。

偏頭痛的自我檢測

有個根據前頁提到的特徵所研發，可輕鬆檢測出是否屬於偏頭痛的檢測表。這是日本頭痛醫療促進委員會於二〇〇五年研發出的檢測表。

首先是回想一下過去三個月裡出現的頭痛特徵，再根據下述問題勾選「沒有」、「很少」、「偶爾」、「超過一半」四個選項。

問題1：因為走路或上、下樓梯等，這些日常動作導致頭痛加劇，或是安靜坐著比走動舒服的頻率有多高？

問題2：因頭痛出現噁心想吐的症狀時，胃也跟著不舒服的頻率有多高？

問題3：因頭痛讓平常不以為意的光線變得很刺眼的頻率有多高？

問題4：因頭痛而對周遭的氣味變得敏感的頻率有多高？

兩個以上的問題是勾選「偶爾」、「超過一半」的話，就可研判是「偏頭痛」所引起的。

不過，這只是簡易版的檢測，最準確的醫療評估還是要洽詢專業醫師（編註）。

偏頭痛的原因

雖然偏頭痛這病名大家耳熟能詳，但目前其實還不知道其真正的發病原因。

目前醫界認為可信度最高的則是「三叉神經血管」學說，也就是頭部血管周邊的「三叉神經」，受到某種刺激時釋出讓腦血管擴張的疼痛物質，因而引發頭痛。

（編註）

台灣部分，也可上台灣頭痛學會網站，進行偏頭痛自我診斷。

相關網址：

http://www.taiwanheadache.com.tw/teach4.asp

偏頭痛的引起原因因人而異。最具代表性的包括生理期、壓力、人太多、睡眠不足或睡太多等。想改善症狀的話，就要想辦法減輕壓力，生活作息也要正常。

不要自行判斷，一定要找專業醫師

治療偏頭痛最重要的第一步，就是要請醫生來做判斷。因為很多疾病都會引發頭痛，所以千萬別自行判斷，一定要找專業醫師。偏頭痛的治療是以內服為主。嚴重到會影響到日常生活的話，建議可以適當服用藥物。

若是輕微的偏頭痛，市售頭痛藥即可。不過，一痛就亂吃的話反而會造成頭痛惡化。因此，一個月裡服用頭痛藥超過10天的話，請一定要到醫院接受檢查。

要立刻就醫的頭痛

偏頭痛雖然會讓人痛不欲生，但還不至於會危及性命。不過，在相同症狀的頭痛裡，也會有致人於死的疾病。因此，若頭痛時出現以下症狀，就請立刻就醫。

- 沒有任何前兆。
- 跟過去頭痛的感覺不同。
- 是到目前為止最痛的。
- 除了頭痛外，還會伴隨發燒、手腳行動不便、無法言語等症狀。
- 意識模糊、痙攣。

容易被誤以為是偏頭痛的重大疾病

◎蜘蛛膜下腔出血

八成以上都是由名為腦動脈瘤的血管瘤破裂，是最具危險性的頭痛代表。也有人說「痛到就好像是被球棒打到一樣」。特徵就是會突然感覺到前所未有的頭痛。

◎腦腫瘤

也有因腦部出現腫瘤所引發的頭痛。腦壓過高就會頭痛。雖然有一說是好發於早上，但其實隨時隨地都有可能發作。

◎腦出血

容易伴隨血管動脈硬化所出現的疾病，而且這種頭痛也是突然發作的。除了頭痛外，還會伴隨手腳麻痺、意識障礙等症狀。

◎腦膜炎

一般來說，除了頭痛外，還會出現發燒症狀。有些人會因後腦勺腫脹，造成脖子無法轉動。

◎緊張型頭痛

雖然不是很嚴重，但有可能會拖成大病。因此，肩頸痠痛引起的頭痛，也不能不當一回事。特徵是「痛到好像整個頭都被掐住」、「痛到快要喘不過氣來」。

◎副鼻腔炎

鼻塞伴隨的頭痛。特徵是眼睛四周或額頭都會感到疼痛。可以內服抗生素來改善。

◎枕神經痛

特徵是突然發作的瞬間疼痛、會有刺痛感覺、一摸頭髮就會痛。並非持續型，而是間接型的疼痛。大概一週就會獲得改善，但若出現水皰，就有可能是單純皰疹病毒所引起的帶狀皰疹，請盡速就醫。

能有效治療偏頭痛的藥物「翠普登」

最具代表的偏頭痛治療藥物為「翠普登」。

雖然能有效治療偏頭痛，但頭痛欲裂時才吃效果會減半，因此關鍵是要趁早服用。

缺點則是價格太高。一顆約新台幣一百元以上。為減輕經濟負擔，若一個月要服用超過十次的話，通常會配合預防偏頭痛發作的藥物一起服用。

因頭痛引起的噁心感太過嚴重而無法服用藥物，或是藥效不佳的話，也可以選擇從鼻腔注入或注射的方式，若有需要可洽詢熟識的醫生。

目前在台灣已上市的翠普登有兩種：

- Sumatriptan（注射藥、錠劑、噴鼻藥、自行注射）藥品名：英明格。
- Rizatriptan（錠劑）藥品名：羅莎疼

沒有偏頭痛藥時該怎麼辦？

最好的方法就是先到漆黑安靜的房間裡躺平。壓壓太陽穴或小睡片刻，也有不錯的效果。在公司或學校無法躺平時，可以用濕毛巾冰敷患處。

此外，含大量咖啡因的綠茶、咖啡也能當成治療藥物，都可以嘗試看看。

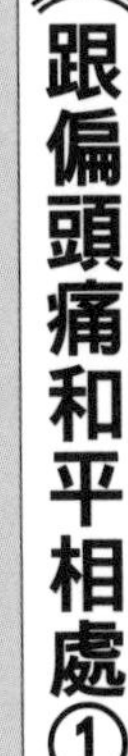

含維他命B_2、鎂的食品都能預防偏頭痛

預防偏頭痛的方法，大致可分為內服藥物與調整生活習慣兩種。

若頻繁發作到一個月超過10次的話，可服用「鹽酸洛美利嗪Lomerizine HCL（商品名：Migsis）」等偏頭痛預防藥（編註）。

這類藥物必須連續服用超過一個月才會有效果。

（編註）
台灣可服用乙型阻斷劑類，如康肯（Concor）、舒壓寧（Betaloc ZOK）等。

因此，必須持之以恆，不要覺得吃了沒用就擅自停藥。

其它能有效預防頭痛的還包括維他命B_2、鎂、小白菊（Feverfew, Tanacetum parthenium）、抗痙攣藥、降血壓藥等。

食品裡也含有豐富的維他命B_2或鎂。每天三餐積極攝取，就能簡單預防偏頭痛。

含有大量維他命B_2的食物包括杏仁、肝臟、鰻魚、糙米等。

富含鎂的則有羊栖菜、黑豆等。

三餐老是在外，無法擁有良好飲食習慣的人，也可選擇健康保健食品。

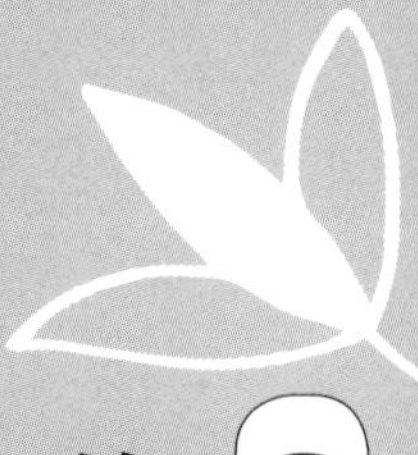

《跟偏頭痛和平相處②》

善用記事本，就能找出偏頭痛的原因

想預防偏頭痛，就必須找出引發偏頭痛的誘因。

引發偏頭痛的誘因五花八門，有些是因為食物引起的。紅酒、巧克力、起司，以及葡萄柚等柑橘類食物，聽說都會引發偏頭痛。

想了解自己偏頭痛的原因，我推薦大家可善用日誌。

除了記錄發作日期外，睡眠時間、生理期、吃的東西等都要一併記入。2～3個月後，應該就能找出自己頭痛的特徵。

找出特徵後，重新調整自己的生活習慣，避開會引發頭痛的一切因素，就能有效減低頭痛發作的頻率。

真的避不掉的話，就只能隨身攜帶頭痛藥，一發作就立刻服用。

另外也可下載「頭痛日記ＡＰＰ」隨時記錄並觀察自己的頭痛情形。

（編註：台灣讀者可參考《台北榮總神經內科專用頭痛醫療日記》的ＡＰＰ。此款是針對偏頭痛所設計的記錄日記ＡＰＰ，在設計上依據臨床需求，提供使用者及臨床醫師方便觀看、理解的介面，讓雙方可簡單並瞭解記錄情況，也讓臨床醫師清楚使用者狀況，並做出正確的診斷。）

▪ 台北榮總神經內科專用頭痛醫療日記

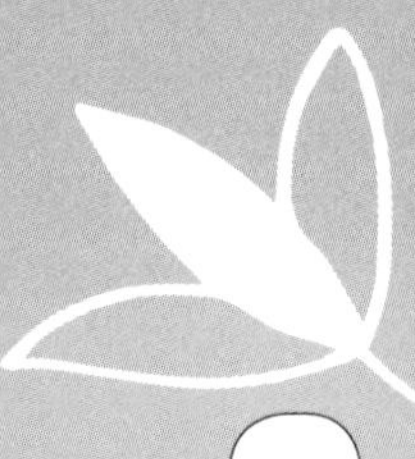

《千萬別小看蛀牙、牙周病》

牙齒照顧好，健康免煩惱

大家知道什麼是「8020運動」嗎？

這是一九八九年由厚生勞働省（等同台灣衛生福利部）與日本牙醫師公會共同發起的運動，簡單來說就是「到了80歲，還是要保有20顆牙齒」。

一般來說，年紀越大，健康的牙齒會越少。到了80歲還保有超過20顆牙齒的話，吃東西就不會有任何問題。這世上沒有比用自己的牙齒吃東西更幸福的事情。

造成掉牙的首要原因就是牙周病。若把初期的人也算進來的話，據說有八成以上的成人都是牙周病患者。

已有研究指出**造成牙周病的牙周細菌毒素也會導致動脈硬化**，也有從動脈硬化患者的血管裡檢測出牙周細菌毒素的案例，細菌從牙齦進入血管造成發炎。

因此，為預防血管劣化，保持口腔清潔也是很重要的。

工作忙碌無法定期接受口腔檢查，暴飲暴食或生活不規律，都有可能導致牙周病。

不只要每天刷牙，還要養成半年到牙醫診所接受口腔衛生指導的習慣。

就算你認為自己「每天都有刷牙，不會有事的」，但「有刷」跟「刷乾淨」是兩回事。除了牙刷外，也可請教牙醫師牙線與牙間刷的正確使用方式。

【牙周病檢測表】

（節錄自特定非營利活動法人日本臨床牙周病學會官方網站）

□早上起床時，覺得口腔黏黏的。

□牙齒刷一刷就流血了。

□令人在意的口臭。

□牙齦又癢又痛。

□牙齦紅腫（健康的牙齦是粉紅色且牙肉緊實）。

□太硬的東西咬不下去。

□感覺牙齒變長。

□出現暴牙、牙齒之間出現縫隙。食物會卡在牙縫裡。

＊符合一～二項：目前還沒有問題，但不能掉以輕心。請找牙醫諮詢，防範於未然。

＊符合三～六項：牙周病正逐漸惡化。
＊通通符合：牙周病症狀已經相當嚴重。

就算牙齒變少，還是有許多治療方式。雖然需要動手術，但我還是推薦就像用自己的牙齒咀嚼般的人工植牙。不過，也有人因牙床狀態不適合人工植牙，可先到牙醫診所請教專業醫師。

我因為工作關係常幫老人家看診。整體來看，牙齒多的人看起來比較年輕，也沒有太多健康上的問題。

我甚至還認識一個連牙齒顏色都很在意的70歲老婆婆。不過，從年輕時就很重視牙齒保健的人，其實也非常重視身體健康，同時也養成了良好的運動與飲食習慣。

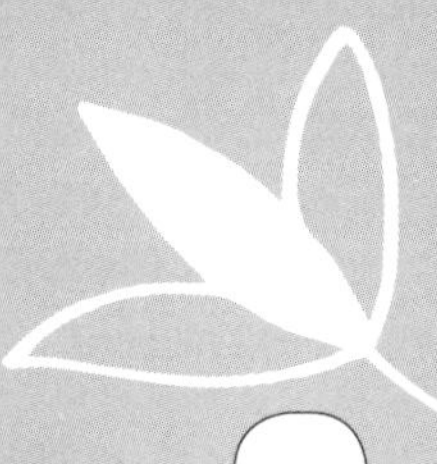

《吃東西沒味道》

味覺障礙是因為缺鋅

感覺最近增加了不少會說「食物味道變淡」、「沒味道」、「嘴巴覺得苦苦」的人。

造成味覺障礙的最主要原因是「缺鋅」。雖然日本人的攝取量不多，但由於食用添加「與鋅結合後會阻礙人體吸收」的磷酸、植酸等加工食品（速食、超商便當等）的機會增加，所以才會造成近年「缺鋅」現象的產生。此外，挑食或不正確的減肥方式，也會造成缺鋅。而分解酒精時也會需要鋅，因此常喝酒的人也要注意。

富含鋅的食材代表是「牡蠣」。吃兩顆就能達到一天所需攝取量。不喜歡牡蠣的人，就改吃牛肉、豬肉等肉類或鰻魚吧！吃素的人很容易缺鋅，可善用健康保健食品。

缺鋅不只會造成味覺障礙，還會影響到頭髮與指甲的生長。因此，想擁有烏黑秀髮、美麗指甲的話，一定要注意鋅的攝取。

除了缺鋅外，副鼻腔炎（蓄膿症）也會導致味覺障礙。常會因為嚴重鼻塞而聞不出或吃不出料理的味道，所以有鼻塞傾向的人就到耳鼻喉科檢查吧！透過抗生素內服藥來改善鼻塞症狀。

此外，也有案例是因為自己說了「調味變了」，而被擔心的家人帶來醫院，藉此檢查出罹患失智症。若出現令人在意的症狀，就請立刻到醫療機構就醫吧！

《無法享受魚水之歡》

戒菸並改善糖尿病、高血壓、高血脂等問題，才能預防陽萎

無論是對男性或另一半來說，陽萎都是很嚴重且私密的問題。成年男性裡，每四人就有一人為陽萎所苦。到了50～60歲，甚至兩個人就有一人深受其害。

那麼，我就先從醫學的角度來解釋「勃起」的原理吧。

「性感美胸」、「女人香」、「甜美嗓音」、「給予陰部刺激的觸覺」都會成為性興奮，刺激到由下視丘控制、位於脊髓的薦椎反射勃起中樞，讓

陰莖海綿體的血管放鬆，大量血液流入後，陰莖就會勃起。

陽萎可分為不良的生活習慣導致的陰莖動脈硬化，以及壓力或不安等精神因素而無法出現性興奮兩種。

因此，要預防陽萎最重要的就是要先改善**會造成動脈硬化的抽菸習慣，或是糖尿病、高血壓、高血脂等生活習慣病。**

與此同時，也要紓解日常生活的壓力。有人可能會認為另一半的壓力是來自忙碌的工作，不過其實也有可能是來自家中的壓力。因此，找機會跟另一半好好聊聊，是治療陽萎的第一步。

以上方式通通無效的話，千萬別害臊直接到家附近的泌尿科求診吧！

接著就來解說目前國內能使用的陽萎治療藥物。

陽萎治療藥物

目前台灣能使用的治療藥物有以下三種：

- 威而鋼（輝瑞藥廠）
- 樂威壯（拜耳製藥）
- 犀利士（禮來藥廠）

共通點是這三種陽萎治療藥物都不是強精劑，所以沒有性刺激的話，就不會達到勃起效果。

此外，跟心臟有關的藥一起吃，藥效會打折。因此，有心臟疾病的人，服用這類藥物一定要先詢問主治醫生。

常見的副作用有雙頰泛紅、眼睛充血、頭痛。據說這樣的副作用，服用威而鋼、樂威壯時較常見，犀利士則比較少見。

持續時間也因人而異。就平均值來看，最短的是威而鋼的5小時，樂威壯有5～10個小時。犀利士居然高達24～36個小時。換句話說，周末吃的話，效果會一直持續到週一。不過，時間越長，就表示出現反應的時間越久。因此，據說最有效果的是在進行性行為前的2小時服用。

此外，這三款藥物都必須在空腹時服用。

使用陽萎治療藥物，絕對不是一件可恥的事。為了維繫跟另一半的感情，要是沒有心臟疾病或出現副作用，我認為應該值得一試。

不過，千萬不要在網路上隨便購買來源不明的藥物。網路上販售的多半是未記載有效成分的仿製品，因此要使用這類藥物的話，請到泌尿科就診後，請醫師開立處方。

習慣 5

預測可能罹患的疾病，事先預防

我們的人生唯一已經註定好的就是死亡。人無法猜測到所有疾病的話，該如何預測並加以預防呢？當然就是要預測跟自己的死有關的疾病啦。請再次回想自己的「人生目標」，並決定該預防疾病的優先順序吧！

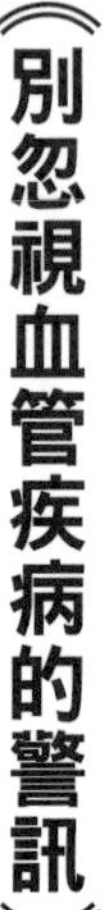

《別忽視血管疾病的警訊》

要在症狀出現的3小時內盡速就醫

日本人死因第1名是癌症，第2名是死亡人數與癌症相去不遠的心肌梗塞、腦梗塞等「血管疾病」。

血管疾病的成因是「動脈硬化」。

動脈內側的內皮細胞感到壓力，血管內腔會變窄，因而造成血管阻塞。將氧氣與養分運送至全身上下的血管一阻塞，器官就無法獲得氧氣與養分，造成極為嚴重的傷害。

不想辦法改善不良生活習慣的話，恐怖的血管疾病正等著你！

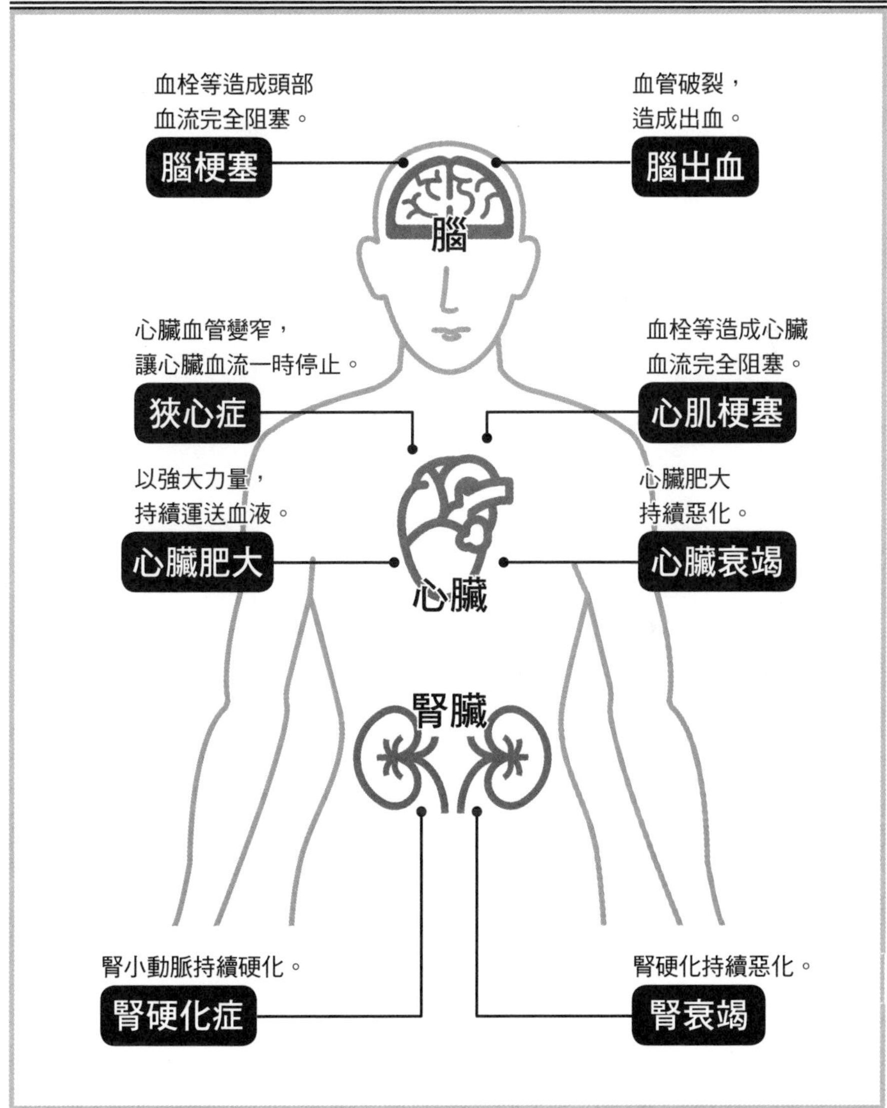

即便開刀治療，但內臟器官已經有段時間未獲得養分與氧氣，因而造成傷害留下後遺症。

血管疾病可怕的是不只是會危及性命，更常見的案例是雖然保住小命，卻留下嚴重後遺症，甚至因此長年臥病在床。

日常生活多注意的話，就能減低心肌梗塞、腦梗塞、蜘蛛膜下腔出血等血管疾病發作的風險。只不過，要完全去除是不可能的。因為也是有可能在措手不及的情況下突然發作。

【腦梗塞檢測就記住「FAST」】

心肌梗塞是猝死死因裡最具代表性的疾病。腦梗塞則是會讓身體行動不便，無法獨立生活的代表疾病。

腦梗塞的症狀會隨著大腦血管阻塞部位的不同而改變。

比方說，如果傷到的是與手腳活動有關的腦細胞，就會無法行走。若傷到的是主管說話的腦細胞，就會無法言語。

傷到的是跟臉部或喉嚨肌肉活動有關的腦細胞，就會無法進食。大部分都需要尋求某方面的看護，也會成為長年臥病在床的原因。

腦梗塞會出現各式各樣的症狀。但若出現以下症狀，請立刻叫救護車送醫。

F：FACE↓**臉部麻痺、表情不對稱**。左右嘴角不對稱，嘴角無法揚起做出微笑的樣子。

A：ARM↓**手臂痲痺（一側無法舉起）**。要求雙手高舉時，有一隻手無法順利舉起。要求患者兩手平舉時，兩隻手都會緩慢下降。

S：SPEECH↓**口齒不清**。最好的方式是要求患者讀一句話或說出家中地址，又或者「今天天氣真好」之類的文章也都可以，觀察患者是否能流暢說出，或是內容是否有怪異之處。

T：TIME→立即送醫。若出現F、A、S的症狀，就要立刻叫救護車送到專門治療腦中風的醫院。症狀出現的4～5小時內，可使用名為「IV-tPA」的血栓溶解劑。

雖說有4～5小時的緩衝期，但到了醫院還是得接受檢查，因此最理想的狀態還是在出現症狀後3小時內抵達醫院。

《為了不讓自己臥病在床》

千萬別跌倒

即便認真預防相關疾病，但隨著年紀的增加，肌力與關節柔軟度都會退化。一受傷就有可能臥病不起的案例逐年增加。這樣的狀態就稱為「運動障礙症候群（Locomotive syndrome，簡稱LOCOMO）」。會造成運動障礙症候群的原因就是骨折。

最容易骨折的部位包括背骨（胸椎、腰椎）與手腕、上手臂連接肩膀處的骨頭，還有被稱為股骨頸，也就是大腿連接臀部的骨頭。若是背骨與股骨頸骨折時，經常會感到劇烈疼痛，無法自行支撐身體，就需要他人的協助。

這類的骨折多半是因為跌倒時不小心讓臀部跌坐在地所造成的。因此，想預防骨折的最好辦法，就是不要跌倒。

高齡者跌倒的原因大致可分為兩種。一種是「肌力、關節柔軟度退化」的身體問題，一種是生活環境的「環境因素」。

退化問題靠平常多運動增加肌力與伸展關節就能預防。大家容易忽視的反而是「環境因素」。

因為**大部分的跌倒事件都不是在室外，而是在自家走廊、寢室、廁所、客廳等「室內」，所以最重要的就是要整理家中環境。**

最常見的跌倒案例就是發生在晚上起床上廁所，從寢室到廁所的這段路程。因此，當務之急就是要重新確認這段路程。

檢查是否有高低差或是會絆到腳的地方。另外，浴室也是很容易跌倒的地方之一。記得多下點工夫，讓自己腳濕濕的也不會滑倒或跨進浴缸時不會摔倒。

《預防骨質疏鬆症》

以有氧運動來提升骨質密度

就算在環境因素上做好萬全準備，骨質密度會隨著年紀增長而下降，動不動就骨折。尤其是停經後的女性，因為跟骨密度有關的女性荷爾蒙分泌量減少，罹患「骨質疏鬆症」的機率就比男性高上許多。若以性別來分析需要看護的原因，會發現女性「跌倒、骨折」的比例是男性的兩倍以上。

骨質疏鬆症是骨頭變得脆弱、容易骨折的疾病。人的身高會隨著年齡變矮，就是因為骨質疏鬆症導致骨頭變得脆弱，壓迫到背骨所造成的。雖然每個人上了年紀後都很有可能會罹患骨質疏鬆症，但只要青春期時獲得的骨密度越高，即便到了中高年時骨質密度下降，罹患骨折的風險就會降低。

想預防骨質疏鬆症，必須要有均衡飲食並積極運動。

研究證實走路、慢跑、增氧體操等有氧運動，都能維持或提升骨質密度。因此，一定要多運動。

除了形成骨頭主要成分的鈣質外，也要提醒自己攝取以維他命D、維他命K、蛋白質為中心的均衡飲食才是關鍵。

含有大量鈣質的食物包括羊栖菜、乳製品、小魚、蝦米、小松菜、青江菜、黃豆製品等。

含有大量維他命D的食物包括鮭魚、鰻魚、秋刀魚、旗魚、香菇、木耳等。

含有大量維他命K的食物包括納豆、菠菜、小松菜、韭菜、綠花椰菜、高麗菜等。

此外，抽菸或飲酒過量也會提高罹患骨質疏鬆的風險。戒菸、少喝酒才能預防骨質疏鬆。

《什麼是癌症？》

癌症可說是因複製錯誤而不斷分裂的細胞

「癌症」長年蟬聯日本人死因首位。

統計顯示每3人就有1人死於癌症，但大家知道「癌症」到底是什麼樣的疾病嗎？我在此就先針對癌症進行簡單說明。

「癌症」是名為「惡性腫瘤」的疾病之一。

構成人體的細胞一定都有「核」，其中的「DNA（去氧核糖核酸）」更是我們身體的設計圖。

DNA情報經過複製後，細胞會一分為二，接著再分裂成4個、8個、16個，呈現倍數成長。細胞分裂並非永無止境，到了一定次數就會停下來。不過，細胞進行複製時，不小心出了差錯。這個被稱為「突然變異」的現象改寫了DNA的情報。於是，正常來說，到一定次數就會停止分裂的細胞便開始永無止境的分裂。

這種永無止盡分裂的細胞就是「癌細胞」。

不斷分裂的癌細胞，不但會壓迫到正常細胞，又因為分裂時會耗費大量能量，因此就連正常細胞的養分也通通被搶走了。所以，我們看到的癌症患者通常都是骨瘦如柴。

癌細胞會順著血液或淋巴流向其它器官，並在那裡繼續進行分裂、增生，這就稱為「轉移」。

因此，癌症可以說是「因為複製錯誤而不斷分裂的細胞」。

順帶一提，用來做研究的癌細胞，其實是利用60年前早就存在的癌細胞進行增生的。

因此，不徹底斬草除根的話，癌細胞一定會在某處復發的。趁癌細胞尚未變大前，就開刀摘除並進行化療，就能完全康復。

因此，**癌症治療最重要的就是要積極接受癌症相關檢測，早期發現早期治療。**

《壓力與癌症的因果關係》

想預防癌症就要從控制壓力開始

我們的身體是由約60兆個細胞所構成的。

這些細胞每天都在分裂與活動，才能維持我們身體的運作。全世界約有70億人口，但我們身體裡的細胞還比全世界的人口多了一千倍。

但並不是所有的細胞都在進行正常分裂，「突然變異」的錯誤複製會讓一天產生約三千個細胞。換句話說，**任何人體內一天都可能會有約三千個癌細胞誕生。**

順帶一提，據說癮君子會產生五千～一萬個癌細胞。

話雖如此，但並不是每一個人都會罹患「癌症」。這又是為什麼呢？秘密就在於「免疫力」。免疫力是抵抗襲擊人體不明生物的防禦機制之一。日本人最耳熟能詳的就是花粉症。對抵抗花粉的防禦機制過度敏感的人，就會出現眼睛發癢、流鼻水的症狀。

負責身體防禦機制的細胞裡，有專門負責對付癌細胞的細胞，就是109頁提到過的「自然殺手細胞（NK細胞）」。多虧努力不懈的NK細胞，才能擊退我們體內的癌細胞。

因此，**預防癌症的第一步就是要維持NK細胞的運作。**

那麼該如何維持NK細胞的運作呢？

關鍵字就是「壓力」。遇到壓力時，NK細胞的運作就會受到影響。

想知道NK細胞是否正常運作，可以透過血液檢查來了解。

「NK細胞活性」的檢測結果低於30%，就要特別注意。就算自己沒有感覺到任何壓力，但長時間搭乘交通工具也會降低NK細胞活性，建議經常出差的人最好是到專業醫療機構檢查一下會比較好。

想預防癌症就要從控制壓力開始吧！

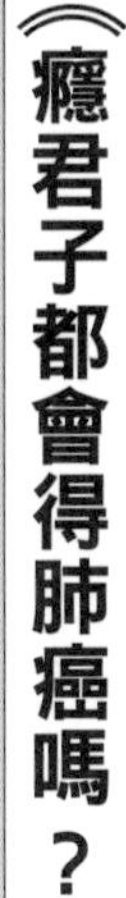

也有人遺傳到體內不易累積致癌物質的體質

接下來，將針對男女罹患比例都逐年增加的癌症之一「肺癌」進行解說。是否容易罹患肺癌，其實可以從基因檢測來推估。

就癌症部位死亡率來看，肺癌是男性的第1名，女性的第2名。

根據二〇一二年度的統計，死於肺癌的男性約有5萬人，女性則為2萬人，合計共7萬人。二〇一二年度約有36萬人死於癌症，因此可推算出每5個人就有1人死於肺癌。

我們的胸部裡有一對肺。是重約300g～350g，且像海綿般柔軟的內臟器官。肺裡有無數「肺泡」，其吸取的氧氣會由血液負責運送，再與血液裡的二氧化碳進行交換。

肺癌主要分為4種，包括「肺腺癌」、「鱗狀上皮細胞癌」、「小細胞癌」與「大細胞癌」。其中又以扁平上皮細胞癌與小細胞癌，是吸菸的人最常罹患的癌症。這兩種癌症惡化速度相當快，經常會出現開刀也無法摘除的情況，發現後沒幾個月就過世的案例更時有所聞。

吸菸的人都會有以下這個想法。

「很多老菸槍到了80幾歲還是活蹦亂跳的，我一定沒問題的」。

不過，這真的是事實嗎？

其實，就遺傳來看，有人屬於「香菸不會傷害到身體」，也有人是屬於「香菸會嚴重危害身體」的類型。香菸的煙霧裡含有被稱為苯芘的物質。這物質含有一種會形成高致癌性多環芳香烴（PAH）的成分，**而每個人代謝**

多環芳香烴（PAH）的能力，則跟遺傳有關。

苯芘一進入人體，受到酵素「CYP1A1」的作用，就會轉化為多環芳香烴（PAH）這款致癌物質。而多環芳香烴會受到解毒酵素「GSTM1」的作用而失去毒性。

因此，「CYP1A1」活性低，「GSTM1」活性高的人，體內不易累積致癌物質。所以，可以說這種人擁有菸抽得再兇也不會罹患癌症的體質。

相反地，「CYP1A1」活性高，「GSTM1」活性低的人，體內容易累積致癌物質。擁有這種體質的人，就要特別小心卡車排出的廢氣，選擇住處時就得多下點工夫，比方說，不要挑交通流量大的國道旁而是小巷內，或是隨時都要開著空氣清淨機。

抽菸會得肺癌的人跟不會得肺癌的人

本身或家人有抽菸習慣的話，
要不要做一次基因檢測呢？

就算吸菸，也不太會得肺癌的人	一抽菸就很容易得肺癌的人
高度致癌物質「多環芳香烴（PAH）」解毒能力高	高度致癌物質「多環芳香烴（PAH）」解毒能力低
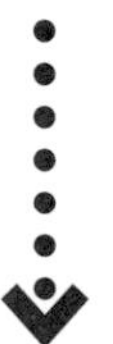	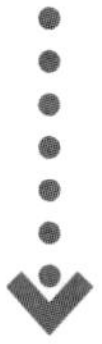
CYP1A1 活性低	**CYP1A1 活性高**
GSTM1 活性高	**GSTM1 活性低**

「CYP1A1」跟「GSTM1」都能透過基因檢測得知。覺得不放心的人，可以嘗試看看。

順帶一提，一份以40～69歲沒有抽菸習慣的兩萬八千位女性為對象，追蹤到二〇〇四年底的報告顯示，被迫吸二手菸的女性，罹患肺腺癌的風險比沒有被迫吸二手菸的女性高出2倍。因此，建議大家不只外出，就連在家裡也要隔出吸菸跟非吸菸區。

（編註）
根據二〇一七年的統計，台灣每年超過九千人死於肺癌，居所有癌症死亡率之冠。

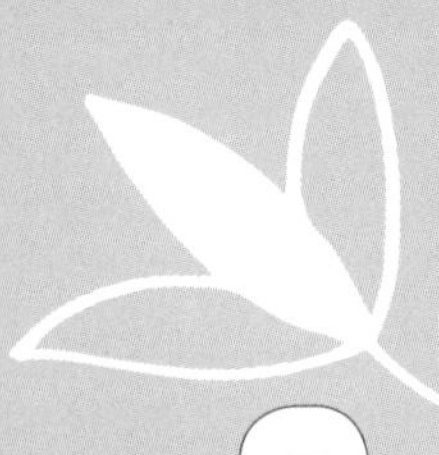

〈預防大腸癌〉

可透過以魚類為主的飲食習慣來預防大腸癌

高居女性癌症死因首位的是大腸癌（編註：台灣女性癌症死因首位為肺癌）。

在日本，二〇一二年度死於大腸癌的人數超過兩萬，二〇一三年首次超越胃癌成為第一（編註：二〇一八年，台灣死於大腸癌的人數超過五千人）。

男性的話，每年約有兩萬五千人死於大腸癌。名列第三，僅次於肺癌、胃癌。

大腸是位於右下腹部，從小腸末端到肛門之間長達1～1.5m的中空器官。那麼，該怎麼做才能早期發現這部位的癌症呢？

大腸癌初期幾乎不會有什麼顯著症狀，因此不接受檢查是不會發現的。不過，也有從來沒有便祕煩惱的人突然便秘，一去檢查就發現是大腸癌。最簡單的發現方式就是看糞便裡是否有血，也就是「糞便潛血檢查」。

因大腸癌表面容易出血，所以糞便裡會混雜少量血液。連續兩天採集糞便檢測的話，發現的準確率可高達85％。因此，去做「糞便潛血檢查」時，一定要連續兩天。

不過，痔瘡也會讓糞便裡有血，因此糞便潛血呈現「陽性」並不代表就是「大腸癌」。

最終還是要接受大腸鏡檢查，直接透過內視鏡來研判是否罹癌。費用的話，自費大約數千元新台幣。

因為必須事先服用瀉藥、內視鏡從臀部插入覺得丟臉等理由，讓大腸內視鏡檢查成為需要高度心理建設的檢查之一。

因此，也研發出一種只要吞下肚就能檢查的膠囊內視鏡。

膠囊內視鏡比平常吃的內服藥物膠囊體積大一倍，裡面則裝有鏡頭與無線傳輸接收器。

1秒傳送最多35張照片到體外的同時，也在腸道裡移動，大約8∫10小時後就會跟著糞便一起排泄出來。

等待排出時，也不需要一直待在檢查室，作息就跟平常一樣。膠囊的自費費用約五萬～七萬新台幣，不敢做內視鏡者，可以考慮採取此檢查方式。

雖然發現機率遠低於傳統直接檢查型，但無須太多心理建設即可進行，所以還算得上頗有成效。

大腸癌增加的原因是由於飲食習慣西化，造成脂肪攝取量大增，以及體內脂肪與屬於Omega-6的花生四烯酸增加。因此，只要攝取如青背魚脂肪裡富含Omega-3中的EPA，就能有效預防癌症。

就利用日本傳統以魚類為主的飲食習慣，來預防大腸癌吧！

《降低胃癌風險》

利用可消滅幽門桿菌的內服藥早日除菌

過去位居日本人癌症死亡原因首位的是胃癌。

不過，也由於各種胃癌對策的進步，現在已經大幅減少。

話雖如此，二〇一二年度仍有三萬二千位男性、一萬七千位女性死於胃癌（編註：二〇一八年，台灣約有一千三百多位男性、一千位左右的女性死於胃癌）。

對了，各位知道胃的功能是什麼嗎？

大多數人應該會直接聯想到「胃是負責消化食物」，但胃的消化作用其實不是那麼重要。胃的重要功能有兩個。第一是暫時儲存食物的地方，第二則是利用強效胃酸來幫食物消毒。暫時儲存在胃裡的食物，經由胃酸消毒後，一點一點送往十二指腸。負責消毒食物的胃酸是pH 2左右的強酸，所以打嗝時會覺得有點酸酸的。

胃癌的原因包括不良的生活習慣、抽菸等，但**造成胃黏膜老化引發癌症的最大原因就是幽門桿菌**。

只要胃裡出現幽門桿菌，罹患胃癌的危險性就會增加5～10倍。不過，可利用藥物來除菌，建議找熟識的醫生洽詢。

幽門桿菌是附著在胃部黏膜上的螺旋狀微生物。

雖然還不知道它進入人體內的詳細路徑，但唯一能確定的就是從口腔感染的。

小孩胃裡的酸度較低，是最適合幽門桿菌生存棲息的環境。

因此，身為幽門桿菌感染者的家長，千萬不要再把食物放入自己口中嚼碎後，再餵給孩子吃了。

想消滅幽門桿菌，就要靠內服藥物。

包括能抑制胃酸分泌的「氫離子幫浦阻斷劑（ＰＰＩ）」、抗菌的「開羅理黴素」與「安莫西林」。這三種藥物一天兩次，連續服用七天。四周後即可檢測是否成功除菌，沒有成功的話就繼續追加內服。一開始治療的成功率約七～八成。

除幽門桿菌外，酒精、辣椒等刺激性食物也會加速胃黏膜老化，腸胃不好的人要盡量避免。

《哪些人會罹患食道癌？》

「酒量有點差的人」容易罹患食道癌

知名歌舞伎演員中村勘三郎、被封為「關西收視王」的資深藝人家鋪隆仁與桑田佳佑都是食道癌患者。患者以男性居多，每年約有一萬人死於食道癌（編註：台灣約有一千人）。

雖然人數少於肺癌、大腸癌、胃癌，但仍是不容小覷的癌症之一。

食道癌的症狀包括「吞嚥困難」、「喝水會有刺激感」、「咳嗽」等，但出現這些症狀時，多半為時已晚。初期食道癌幾乎沒什麼自覺症狀，可說是難以察覺的壞心癌症。到底該怎麼做才能找出如此難纏的食道癌呢？

內視鏡檢查非常有效，只要照胃鏡就能早期發現。只不過，**食道癌與正常食道不易分辨，因此檢查時盡量挑選擁有最新型內視鏡設備的醫療機構。**

抽菸喝酒已被證實為造成食道癌的主因。有抽菸習慣的人，最重要的就是戒菸。

因飲酒容易罹患或不易罹患食道癌的人，則可透過基因檢測來得知。

酒精進入人體後，會轉換為名為乙醛的有害物質。乙醛則可透過乙醛去氫酶（ＡＬＤＨ２）這款酵素轉換為對人體無害的乙酸。

人類可分為ＡＬＤＨ２酵素力強（1／1*基因型）、弱（1／2*基因型）、超弱（2／2*基因型）三種。

這其中最需要注意的是哪種類型的人呢？就字面單純思考，應該是酵素力量最弱的「2／2*基因型」最容易罹患食道癌，但其實並不是。日本人裡佔4％的「2／2*基因型」根本就滴酒不沾。不喝酒的話，罹患食道癌的機率幾乎是零。

因此，要注意的人就是弱的「1／2*基因型」人。這類型的人一喝就會臉紅，心臟噗通跳。但習慣之後，酒量就會變好，甚至不小心喝過頭。

「1／2*基因型」的人最重要的就是不要連續好幾天都在喝酒，要給肝休息的時間。

也**建議50歲之後，半年要接受一次內視鏡檢查。**

《如何發現沒有顯著症狀的胰臟癌》

出現不明原因的腹痛或背痛，可能就是胰臟癌

奪走蘋果公司創辦人賈伯斯與昭和天皇性命的就是胰臟癌。日本一年有將近三萬人死於胰臟癌。有別於大腸癌或胃癌，胰臟癌是很難早期發現的癌症。

雖然胰臟癌的症狀包括腹痛、黃疸、食慾不振、腰背部痛、全身倦怠、體重減輕等，但卻缺乏最具特色的顯著症狀。

胰臟是位於胃後方，寬約3㎝、長約15㎝的內臟器官。胰臟的功能有2

個。

一個是讓幫助食物消化的胰臟酵素進入十二指腸，另一個則是分泌能調整血糖值的胰島素、升糖素等荷爾蒙。

胰島素是唯一能降低人體血糖值的荷爾蒙。胰島素出問題，導致血糖值降不下來就是所謂的糖尿病。

胰臟的形狀並不規則，所以很難透過CT、超音波、MRI檢測來找出太小的癌症。

雖然最近可透過正子電腦斷層掃描（PET）來檢測，但這並不是透過特定圖像檢測，而是將幾種檢查加以組合才能研判是否罹患胰臟癌。

血液檢查的話，一般都是透過腫瘤標誌（DEA、CA19-9）並搭配圖像檢測。

腫瘤標誌是從癌細胞中分泌出的物質。檢測在血液或尿液裡發現的腫瘤標誌，就能調查出癌症的狀態。

能檢測的癌症不單只有胰臟癌，家族出現多位癌症患者的人，可到專門機構進行檢測，有助於早期發現。

雖然大家都有罹患胰臟癌多半是飲酒過度、癮君子或是糖尿病患者的印象。不過，目前還缺乏這樣的人容易罹患胰臟癌的確切證據。

因此，最重要的是50歲過後若出現原因不明的腹部或背部疼痛時，就要懷疑可能是胰臟癌。

《乳癌是遺傳嗎？》

家族裡有兩位以上的乳癌患者，就要懷疑是遺傳性乳癌

日本一年約有5萬名女性被診斷出乳癌。

但並非所有乳癌患者都是屬於家族遺傳。

雖然乳癌病因目前尚未釐清，但從罹患乳癌的年齡層與生活習慣來看，推論與飲食生活西化、未生產者增加，導致女性荷爾蒙環境改變有關。

遺傳性乳癌則占了5～10％左右，我們也發現這類患者的「BRCA1基因」或「BRCA2基因」有產生變異。

遺傳性乳癌患者將來還是有罹患非遺傳性乳癌的可能性，因此即便可進行乳房保留手術，最好還是會選擇完全割除。

若家族裡有兩位以上乳癌患者的人，或是卵巢癌、輸卵管癌患者，就有可能罹患遺傳性乳癌，因此可抽血進行基因檢測。

在台灣，45歲以上女性都能接受免費乳癌篩檢，意者請洽住家附近的衛生單位。

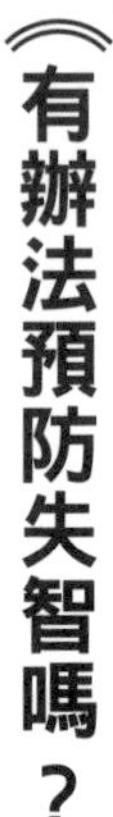

從認識失智症開始

就算注重身體健康長命百歲，但得了失智症，就很難達成原本預定的人生目標了。

引發失智症的原因五花八門，若將大腦以外的身體疾病導致的失智症也算在內的話，總共超過一百種。

不過，我們平常最常見的失智症多半為腦部病變的「阿茲海默症」與「血管性失智症」，占了九成之多。

其中又以阿茲海默症占多數。

原因之一是由於腦中堆積了名為β類澱粉蛋白的異常蛋白質。若逐漸擴大，就會造成正常腦神經細胞脫落，讓大腦功能降低與腦部萎縮的速度比正常老化快上許多。不過，目前尚未釐清造成β類澱粉蛋白容易堆積的原因。

血管性失智症則是由腦梗塞、腦出血等腦部血管障礙所造成。

腦梗塞是腦部血管因血栓阻塞造成血流中斷的疾病，腦出血則是腦部血管斷裂出血。這會造成輸往腦部的血流變少，造成腦部受損。雖然受損部位不同，會讓血管性失智症的症狀出現微妙差距，但多半會出現頭昏、刺痛感、言語障礙、痲痺、情緒失控（容易掉淚等）、智力與判斷力減低等症狀。

失智與健忘的差別

我的門診患者每天平均會有60～70位，最多時曾超過百位。不分男女老少，表示「最近感覺很健忘」的人增加了。「想不起昨天在電視上看到的演員名字。又很常忘東忘西的，這讓我感到不安。」、「忘記把重要的東西放在哪，該不會是早發性失智症吧？」「常常忘記字要怎麼寫，我該不會是失智了吧……？」等等。

請大家放心。以上的症狀都屬於常見的「健忘」，跟失智症是截然不同的兩件事。這類常見的「健忘」，一定隨著年齡增長變得頻繁。現代社會資訊量大，再加上坊間各式具備記憶功能的機械，讓生活變得相當便利。大腦功能失去作用所導致的健忘就隨之增加。上一輩的人都記得自己家裡電話，但最近只記得自己手機號碼的人增加，就是極具代表的例子。

「失智症」跟「健忘」到底有何差別呢？接下來將介紹失智症的特殊症狀。

失智症特有的主要症狀

・**做過的事通通忘光光……**不只早餐吃過什麼，連有沒有吃過早餐這件事都不記得了。單純的健忘是不會發生這種事的。

・**不單只是記憶障礙，就連判斷力也降低……**連最基本的資訊情報都不記得了，所以無法做出正確判斷。類似「味道要甜一點的話，就要加鹽」這種調味料的基本常識都忘光光了。只是忘了調理順序或詳細內容的話，就是單純的健忘。

・**不認為自己很健忘……**就算是很嚴重的健忘，但也不認為自己是健忘。

・**東西不見時，會做出意想不到的舉動……**忘記把東西收在哪或放在哪，都屬於正常範圍。失智症患者找不到東西時，不會想說要去把東西找出來。而是強烈懷疑有人跑到家裡來把東西偷走了，類似這種被害妄想的意外舉動增加。

- **失去季節感……**搞錯日期或忘記今天星期幾也是正常的。失智症卻會誤以為是完全相反的季節。比方說，夏天卻想穿冬天的衣服。
- **編故事……**就算捏造一些現實世界絕對不可能發生的藉口，也會認為自己的判斷是正確的，想辦法自圓其說的頻率增加。

為了及早發現家人的失智症

如果你很在意「自己是不是失智症」，但看到這一頁的話，就可以放心了。因為你絕對不是失智症。

要是真的罹患失智症的話，不會有任何自覺症狀。首先，失智者患者根本做不出會翻閱書籍、上網搜索，並從中挑出適合情報的高度行為。

若家人朋友出現類似症狀，並符合前述幾點的話，請他立刻就醫。事實上，門診時說「很在意自己老是忘東忘西」的患者幾乎都沒事。但說出「別人說自己最近很健忘」的患者，被診斷出罹患失智症的比例極高。

雖然罹患失智症的人是自己，但旁人的意見也能做為參考。為了及早發現家人好友的失智症，一定要具備相關知識。

預防「失智症」的六大生活習慣

雖然目前還沒有這麼做就能預防失智症的方法，但從日常生活習慣（飲食、運動）開始做起，就能讓認知功能保持在最佳狀態。

1、多吃魚！

隨著年齡的增長，腦細胞會逐漸減少，大腦也會跟著萎縮。多多攝取富含EPA、DHA的鯖魚、秋刀魚、沙丁魚，就能預防腦部萎縮。

美國南達科達大學的James V Pottala博士團隊針對一千多位女性停經後8年，腦部大小會有何種變化進行調查。結果顯示，血液中Omega-3類的EPA與DHA濃度較高的女性，其腦容量，尤其是掌管記憶中樞的海馬體，大於濃度低的女性。

雖然還無法證明腦容量大就不易罹患失智症，但積極攝取被視為對身體好處多的脂肪代名詞「EPA、DHA」，就有可能降低將來罹患失智症的風險。因此，從現在開始，就將飲食習慣轉換為以魚類為主吧！

2、積極戒菸！

香菸與失智症息息相關。尤其是看了癮君子的腦部MRI後，會發現大多數人都有隱性腦梗塞。此外，常吸二手菸的人失智症發作機率也會上升，為了身邊的親朋好友著想，還是把菸戒了吧。

就算過去菸抽得很兇，但只要培養出健康的生活習慣，就能防止失智症。心動不如馬上行動！

3、咖啡、綠茶能預防失智症！

芬蘭庫奧皮奧大學與瑞典卡羅琳研究中心教授Miia Kivpelto教授超過20年以上的採訪調查結果顯示，每天喝3〜5杯咖啡的中高年人，年老時罹患失智症或阿茲海默症的風險會降低60〜65%。雖然還不知道為什麼咖啡能有效預防失智症，但推測應該是因為咖啡裡富含咖啡因或形成菸鹼酸的葫蘆巴鹼。不過，喝太多可能會造成胃潰瘍，適量即可。

研究發現讓罹患人工性阿茲海默症的白老鼠服用綠茶所含的兒茶素，能抑制造成阿茲海默症的β類澱粉蛋白。因此，多喝綠茶就能預防失智症。

4、想喝酒的話，就喝含有類黃酮的紅酒吧！

喝酒會不會造成認知功能下降，目前還眾說紛紜。但多數研究結果都證實350ml的啤酒或150ml的紅酒，都具有延緩失智症退化的效果。

尤其富含類黃酮的紅酒，若是大量攝取的人，認知功能相當高。與香菸相比，肯定飲酒效果的研究結果較多，但這並不是鼓勵要各位要大量飲酒，適量即可。

5、重聽就戴助聽器吧！

根據我的看診經驗，聽力好的高齡患者罹患失智症的比例較低。很多高齡長輩就算願意戴老花眼鏡，也不願戴助聽器。聽不見別人說話，就索性關在自己的殼裡，放棄與他人溝通，這也只會加快失智症的惡化速度。覺得自己可能重聽時，就大膽使用助聽器吧！

6、多交朋友就不會失智

工作能力越好，在職場上越活躍的人，越容易罹患失智症。這應該會讓大家感到驚訝吧？

日本經過了二次大戰後的高度經濟成長期，成為了物質生活相當富裕的國家。這都要多虧我們的父親、祖父、曾祖父世代拼了命工作，才能有今天的成果。

所以，我們這個世代甚至是下個世代，都必須心存感謝。因為他們的自我犧牲，才有日本的高度經濟成長。一天工作8小時，將加班視為理所當然，甚至一天待在公司超過12個小時也不足為奇。

不過，退休後這些時間通通空了出來，就算待在家也沒事做。妻子原本都是利用丈夫在公司上班的時間去交朋友，所以白天就丟丈夫一個人在家。偶爾過年或放長假時回老家，我都會拜託母親「帶老爸去哪走走吧」。

有份值得玩味的調查資料顯示妻子比丈夫早一步離開人世的話，很多丈夫過沒多久就跟著走了。但如果是丈夫先過世的話，妻子反而會很長壽。從這份資料可以看出男性對女性的依賴程度，以及男性給女性帶來多大的壓力。先岔個題，只把心思放在工作上的話，退休之後就會變成孤獨一人。這會造成腦力衰退，容易引發失智症。

該怎麼做才不會淪落到這番地步呢？最重要的就是「溝通」。積極與人溝通，獲得別人的肯定或讓別人開心，都會感到心情愉悅。這時候腦內的「鏡像神經元」就會開始活動。鏡像神經元會醞釀出對他人的體貼諒解之心，進一步提升溝通能力。

活化鏡像神經元，就能鍛鍊大腦，預防失智症。

因此，越忙碌的人越應該趁現在培養工作以外的興趣，或找機會跟老朋友敘敘舊，與各式各樣的人積極溝通。

結語

不能只是活得長壽

看到這裡，你應該已經知道年輕的身體與清晰的腦袋是長壽的「基礎」了吧！

也可以說是獲得了能盡情享受人生的寶貴時間。

最後，想再告訴這樣的你，一九九五年美國康乃爾大學的心理學者Thomas Gilovich（湯瑪斯・吉洛維奇）所發表的研究成果。

博士請研究對象回顧自己的人生，並請他們回答最感到後悔的事。答案包括「學生時代沒有好好認真念書」、「沒有把握大好機會」、「沒有好好珍惜家人朋友」等，「對沒做的事感到後悔」占了75％。

剩下的25％則是對做過的事感到後悔，不過也從挑戰失敗的經驗中學到許多。另一方面，沒有試著挑戰過就不會學到任何東西，只會不時掛念「要是當初勇於挑戰的話，說不定會很成功……。」

美國詩人惠蒂爾（John Greenleaf Whittier）曾留下這麼一句詩句。

「所有代表悲傷的詞彙中，最讓人感到悲傷的就是『要是那時候那樣做的話……』。」

我們為什麼會不敢勇於挑戰新事物呢？

「一旦挑戰新事物就不想失敗，不想受傷。」

「不做就不會失敗。」

把這樣的想法當作是保護自己的最好辦法。

不要逃避失敗的風險，而是要賭上成功的可能。我們人類所擁有的成就大事業的力量，是超乎想像的。不要拿「自己年紀大了」這句話來欺騙自己。

面對心中的恐懼與不安。發自內心相信自己。唯有正面積極的態度，才能打造出屬於自己的彩色幸福人生。

不能只是活得長壽。

想盡情享受僅此一次的人生，就要無懼風險，每天挑戰自己有興趣的新事物吧。

身為醫師的我，誠心祝福每個人都能快樂地度過一生。

5個好習慣 活出樂齡人生

悅讀健康系列 HD3145

——權威醫師傳授，活到老也能自理生活，不依賴照護的健康習慣！

作　　者／菅原道仁
翻　　譯／王薇婷
插　　畫／石川ともこ
選　　書／梁瀞文
責任編輯／梁瀞文
攝　　影／大坪尚人
妝　　髮／三輪昌子
協　　力／杉本尚子、七江亜紀
服飾協力／株式会社クラシコ
http://www.clasic.jp/

行銷經理／王維君
業務經理／羅越華
總 編 輯／林小鈴
發 行 人／何飛鵬
出　　版／**原水文化**
台北市民生東路二段141號8樓
電話：02-2500-7008　傳眞：02-2502-7676
網址：http://citeh2o.pixnet.net/blog　E-mail：H2O@cite.com.tw
發　　行／英屬蓋曼群島商家庭傳媒股份有限公司城邦分公司
台北市中山區民生東路二段141號2樓
書虫客服服務專線：02-25007718；02-25007719
24小時傳眞專線：02-25001990；02-25001991
服務時間：週一至週五上午09:30-12:00；下午13:30-17:00
讀者服務信箱E-mail：service@readingclub.com.tw
劃撥帳號／19863813；戶名：書虫股份有限公司
香港發行／香港灣仔駱克道193號東超商業中心1樓
電話：852-2508-6231　傳眞：852-2578-9337
電郵：hkcite@biznetvigator.com
馬新發行／城邦（馬新）出版集團
41, Jalan Radin Anum, Bandar Baru Sri Petaling,
57000 Kuala Lumpur, Malaysia.
電話：603-9057-8822　傳眞：603-9057-6622
電郵：cite@cite.com.my

美術設計／鄭子瑀
製版印刷／卡樂彩色製版印刷有限公司

初　　版／2019年12月30日
定　　價／380元

城邦讀書花園
www.cite.com.tw

ISBN 978-986-98502-5-4
有著作權・翻印必究（缺頁或破損請寄回更換）

《SHINUMADE KENKOUDEIRARERU 5TSU NO SHUUKAN》
© MICHIHITO SUGAWARA 2015
All rights reserved.
Original Japanese edition published by KODANSHA LTD.
Traditional Chinese publishing rights arranged with KODANSHA LTD.
through Future View Technology Ltd.

本書由日本講談社正式授權，版權所有，未經日本講談社書面同意，不得以任何方式作全面或局部翻印、仿製或轉載。

國家圖書館出版品預行編目資料

5個好習慣活出樂齡人生：權威醫師傳授，活到老也能自理生活，不依賴照護的健康習慣！/ 菅原道仁著；王薇婷譯. -- 初版. -- 臺北市：原水文化出版：家庭傳媒城邦分公司發行，2019.12
面；　公分. --（悅讀健康系列；HD3145）
譯自：死ぬまで健康でいられる5つの習慣
ISBN 978-986-98502-5-4（平裝）

1. 健康法　2. 習慣

411.1　　108021753